Stretch massage

Le plaisir de s'étirer

Collection "Santé naturelle"

L'AUTEUR :

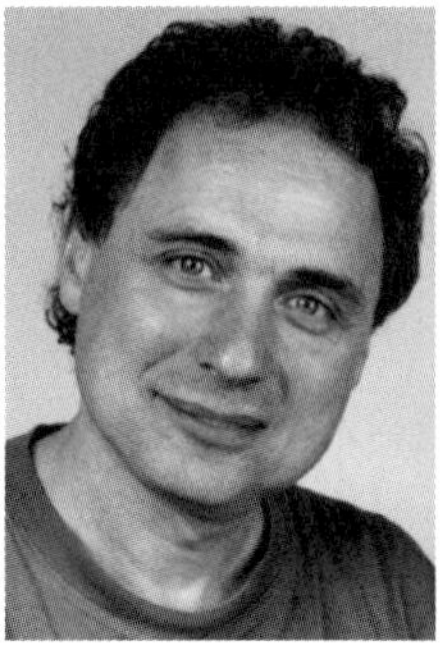

Joël Savatofski obtient, en 1969, son diplôme d'État de masseur-kinésithérapeute. Il exerce durant plusieurs années en milieu hospitalier et en cabinet. De retour à l'université pour des études de psychologie, sanctionnées par une maîtrise intitulée *Les maux qui soulagent,* il s'intéresse parallèlement à d'autres techniques, réflexologie, relaxation, techniques orientales (shiatsu, t'ai-chi chuan, etc.) et découvre l'apport essentiel des disciplines dites du « potentiel humain » : bioénergie, communication non verbale, danse, théâtre, etc. Il se passionne en outre pour tout ce qui touche à l'éducation, à la pédagogie et à la communication. Progressivement, il met au point diverses techniques de massage à la portée de tous avec un souci constant de coller à la réalité de chacun. Il enseigne d'abord aux éducateurs et animateurs de loisirs, ainsi que dans les écoles d'infirmières, puis il forme à sa méthode bon nombre de soignants, d'esthéticiennes, de professionnels du corps, de danseurs, mais aussi le « tout public ». Les enfants ne sont pas laissés pour compte, puisqu'il crée pour les enseignants les ateliers « Jeux massage », une application directement adaptée pour l'école.

« Touche-à-tout », Joël Savatofski est incontestablement à l'origine du renouveau en France du massage, dont il est le fervent défenseur et le spécialiste reconnu en Europe. Fondateur de l'École européenne du toucher-massage, institut de recherche et d'enseignement, ses nombreuses créations et réalisations novatrices connaissent depuis longtemps le plus grand succès populaire. Le *massage essentiel,* ce qui se fait de mieux actuellement en matière de massage et de bien-être, a été créé pour les professionnels de la remise en forme. Le *toucher-massage,* concept réaliste et particulièrement innovant à l'usage des soignants (pratique encouragée par tous les professionnels de la santé), a été adopté depuis des années par de nombreux établissements hospitaliers, et notamment en unités de soins palliatifs. Le *massage minute* et son application en « pause relax » bien connue sur les autoroutes de France, les aéroports, le métro parisien, en entreprise et dans tous les grands événementiels ont, à ce jour, été appréciés par plus de cent mille personnes auxquelles ils ont été dispensés.

Créateur, pédagogue original et particulièrement apprécié, reconnu par ses pairs comme expert incontournable dans ce domaine, formidable communicateur, il n'a de cesse de poursuivre son combat pour faire connaître et réhabiliter dans tous les domaines de la société cet art ancestral qu'est le massage, à travers séminaires, stages, animations massages, émissions télévisées, radios, presse écrite, conférences, vidéos… ou simplement en déployant sa « chaise massage » au coin d'une rue.

Joël Savatofski

Stretch massage

Le plaisir de s'étirer

Éditions Dangles
18, rue Lavoisier – B.P. 30039
45800 SAINT-JEAN-DE-BRAYE
www.editions-dangles.com

OUVRAGES DU MÊME AUTEUR

Le Massage douceur (Dangles ; 1986).
Le Toucher apprivoisé, en collaboration avec P. Prayez (Lamarre ; 1989).
Le Massage essentiel (Production Vidéo KY ; 1994).
Le Massage minute (Dangles ; 1995).
La Relaxinésie, en collaboration avec J. Bharucha (Production Vidéo KY ; 1995).
Le Massage du bébé, en collaboration avec B. Arnaud (Production Vidéo KY ; 1995).
Le Toucher-massage (Lamarre ; 1999).
La Pause massage (Dangles ; 2001).
Jeux massages (Vivez Soleil ; 2002).
Le Stretch massage (Dangles ; 2004).

ISSN : 0180-8818
ISBN : 2-7033-0560-5

Remerciements

Tout d'abord, à Françoise Boissières qui a bien voulu se prêter au jeu des photographies,

mais aussi à Stéphanie Contassot pour les manœuvres à quatre mains,

et à tous ceux, notamment les enfants, qui ont participé aux ateliers « relaxinésie-strech-massage ».

Photographies : Michel GURFINKEL

Dessins et pictogrammes : Denis DESAILLY

Photos enfants : Denis DESAILLY, Gilles ELIE et Joël SAVATOFSKI

Avant-propos

NUL BESOIN d'être spécialiste pour être initié à l'art du massage. Chaque personne si elle le désire peut s'y former, acquérir la confiance et la technique nécessaire pour l'utiliser dans quelque domaine que ce soit.

Chacun peut l'expérimenter dans son quotidien familial, professionnel ou simplement entre amis. Parce qu'il apporte détente et bien-être immédiats, parce qu'il soulage de nombreux maux, parce qu'il nous réconcilie au plaisir de toucher et d'être touché, parce qu'il facilite la communication et l'authenticité et qu'il peut être un tantinet provocateur, j'ai choisi de populariser cette pratique ancestrale.

Dans notre société, nous le constatons quotidiennement, les tâches les plus banales ont tendance à devenir de plus en plus parcellisées ; elles échappent ainsi, petit à petit, au savoir-faire de chacun d'entre nous. D'aucun les accaparent, les modifient, déterminent de nouvelles règles, en font une spécialité et leur propriété, c'est ainsi que naissent de nouvelles fonctions et de nouveaux « professionnels » ou « spécialistes ». C'est à peine si nous reconnaissons telle ou telle tâche sous sa nouvelle étiquette ; nous l'avions pourtant pratiquée dans sa simplicité première. Alors, nous perdons peu à peu confiance en nous, finalement persuadés que nous ne savons pas, parce qu'il y a ceux qui savent officiellement. Ce phénomène n'est pas nouveau, mais il s'amplifie pour devenir de plus en plus sensible dans tous les domaines.

Nous devons résister à la tentation d'abandonner nos « pouvoir-faire » aux pseudo-spécialistes bardés de diplômes médicaux qui tentent de s'accaparer nos gestes et savoir-faire, et qui mettent ainsi constamment en doute et en péril nos capacités propres à agir, à communiquer librement, à se faire du bien.

Sinon, mais c'est déjà visible dans moult secteurs, demain il faudra un certificat de pharmacopée pour donner une simple tisane, une licence de psycho pour s'autoriser à écouter un patient, les conseils d'une diététicienne avant de faire la cuisine, un diplôme d'ingénieur agronome pour cultiver son jardin ou que sais-je encore, un certificat de sexologie pour faire l'amour.

Même si cela peut paraître quelque peu excessif, observez autour de vous comment progressivement nos gestes nous sont confisqués sous prétexte, de nous protéger, de nous aider pour notre bien... à notre insu, ou parfois de gagner du temps ou... de l'argent.

Rien que cette étude pourrait faire l'objet d'un ouvrage entier mais tel n'est pas là mon propos !

Le domaine du toucher n'évite pas ce phénomène loin s'en faut !

Ce sens premier de la communication qui échappe à toute logique scientifique fait bien partie de notre patrimoine intuitif depuis que l'homme est homme.

La caresse, la pression, la tape amicale, le massage en sont l'expression la plus tangible et la plus significative et lui donnent un sens pragmatique. Tout un chacun peut dispenser ces gestes avec générosité et sans aucun risque. C'est comme cela depuis la nuit des temps et dans toutes les civilisations. Mais, malgré cette évidence, certains tentent aujourd'hui de s'en approprier les pratiques en les médicalisant, en les codifiant, en les réglementant, en les réduisant. C'est le cas du massage.

En tout cas, ils font croire que : sans diplôme, sans connaissances spécifiques, en anatomie, en physiologie, en biochimie, en morphologie, en psychologie, etc., point de salut pour le corps ! Cela est non seulement totalement faux mais bien souvent le contraire !

C'est la conclusion de ces quelques 20 années d'enseignement et de pratique avec différents publics rencontrés.

Dans le domaine du bien-être, la connaissance c'est avant tout la capacité d'entrer aisément en relation avec l'autre, de communiquer, de partager, d'agir avec bienveillance et générosité. Ce n'est pas donné à tout le monde et pour ma part comme je l'ai constaté, cela demande d'autres valeurs que celles apprises sur les bancs de l'université ou dans les « polycopies » distribuées sans parcimonie aux étudiants.

Quand j'étais kinésithérapeute, mais aussi par la suite formateur avec les groupes, j'utilisais les massages comme outil privilégié de détente, de communication, de douceur et de contact. Dans ce monde de brutalité et de folies, enrobé d'hypocrisie, de convention et d'ordre moral, personnellement je ne connais rien de meilleur que la pratique de toucher massage, au même titre d'ailleurs que d'autres moyens d'expression, créateur de lien tels que la danse, la musique, le théâtre, le jeu et parfois le sport.

J'ai choisi de quitter la profession de kinésithérapeute pour pouvoir partager[(1)] la sensibilité que j'avais découverte pour les choses du corps, l'envie de redonner confiance aux gens en leurs capacités propres à pratiquer cet art merveilleux, celui du massage, ce sens du lien, que je voyais tristement réduit à une véritable peau de chagrin et complètement dénaturé par le milieu médical et son implacable logique thérapeutique.

Je me suis donc orienté vers la formation dans le domaine du massage bien-être et la recherche pédagogique, comment redonner le goût et l'envie de cette pratique afin que le plus grand nombre d'individus se sentent à l'aise avec le toucher, et que justement « le commun des mortels » puisse l'utiliser dans son quotidien comme « outil » de mieux-être, de communication, de convivialité ; mais aussi comment transmettre cela dans les meilleures conditions et les plus grandes facilités de compréhension.

---

1. « Selon les secteurs d'activité où il exerce et les besoins rencontrés, le masseur kinésithérapeute participe à différentes actions d'éducation, de prévention, de dépistage, de formation et d'encadrement » (art 13, code de la santé publique). C'est bien cette démarche de prévention que je pratique depuis 20 ans !

La démarche de bien-être est différente, parfois même totalement antinomique de celles des thérapeutes et soigneurs, engagés à guérir et à réparer à tout prix. En effet, les formations médicales ont encore aujourd'hui – malgré des discours positifs dans ce sens – cette propension curieuse d'occulter les autres besoins fondamentaux, comme ceux d'être touchés, câlinés, massés, écoutés, de se sentir exister et aimer ou simplement de considérer le patient comme un sujet à part entière. Sans doute parce que cela demande un autre choix dans la gestion du temps et d'être disponible pour entendre l'autre, mais ça implique aussi d'admettre l'hésitation, le doute, la remise en question, et l'humilité.

Alors plus de vingt années de pratique de massage tous azimuts, de formation de différents publics, de nombreuses créations et réalisations concrètes et populaires, comme les pauses massage sur les autoroutes, dans le métro, les aéroports, dans les hôpitaux, les entreprises… m'ont forgé de solides convictions. Partout où nous sommes intervenus avec mes équipes et ce, quelles que soient les conditions, notre succès a été total. Pourquoi ?

Sans doute et en premier lieu, simplement parce que nous touchons les personnes. Mais aussi parce que le climat que nous instaurons, avant tout convivial, ambiance ludique et bienveillante, démarche et approche non médicale d'authenticité, d'humanité et de bien-être.

Le toucher c'est encore un peu le diable. Le tabou lié à ce sens est toujours tenace, mais le limiter au problème de la sexualité comme on veut le faire, me paraît très restrictif. En effet, je pense aujourd'hui, que ce qui fait peur, notamment en situation professionnelle, c'est que le toucher est le seul sens de la réciprocité immédiate : peut-on toucher sans être touché ? Bien sûr que non !

Cette singularité en fait sa difficulté. Cette réciprocité en effet à elle seule peut troubler, déranger, provoquer de solides résistances et expliquer in fine les réticences sociales à son égard.

Par exemple, le professionnel en pratiquant un massage des pieds, en caressant le visage ou en prenant simplement la main, sent de toute évidence la personne qu'il touche. Mais cette personne sent tout autant le professionnel, sa façon de faire et de toucher, son approche et son contact avec brutalité ou en douceur, sa peur, son hésitation, son impatience, son dégoût ou son désir, son émotion, son empathie, ses sentiments. Bref, il y a totale communion et réciprocité dans ce contact et cette implication, et personne ne peut y échapper (sauf en utilisant quelques stratagèmes, gants, outils ou… en ne touchant pas). C'est sans doute là que se situe le problème.

Par le toucher, on s'expose et cela peut faire peur à bon nombre de gens, notamment à ceux qui pensent qu'ils risquent de perdre quelque chose à se dévoiler ainsi.

Mais cette réciprocité, fait aussi toute la richesse à ce sens, et permet une véritable relation de sujet à sujet, une vraie communication, chargée d'authenticité et d'émotion.

Vous l'avez compris toujours et encore une histoire de pouvoir.

J'ai d'ailleurs observé, au travers des milliers d'heures de formations que j'ai dispensées, que plus on descendait dans la hiérarchie, plus les personnes semblaient à l'aise avec le toucher.

Quant aux études médicales, trop théoriques et académiques, elles ne favorisent pas un changement d'attitude, tant que les maîtres eux-mêmes n'auront pas pris conscience dans leur chair de ce phénomène et ne seront pas totalement à l'aise dans leur rapport au toucher.

Hier encore certains médecins et la plupart des psychiatres feignaient d'ignorer ce sens, et se privaient là d'un moyen extraordinaire de communication et de vie avec leurs patients[2].

Sortir du champ de vision rétrécit par les œillères, que les études médicales nous ont confectionnées, n'est pas facile.

Quand j'enseigne à des collègues « kinés », je dois me battre contre les idées reçues, ou contre l'enseignement qui leur a été donnée. Absent ou au moins limité à l'aspect théorique, carencé en matière relationnelle, il me faut beaucoup plus de temps pour les initier aux techniques et attitudes que demande la pratique

2. « Le toucher c'est un luxe ! » me disait un chirurgien.

des massages bien-être qu'avec les « citoyens ordinaires ». Un comble !

Quand je leur montre des gestes, par exemple, une main posée sur l'épaule et sa signification mais aussi que l'intention se suffit à elle-même, un dialogue de sourd parfois s'installe. Eux me parlent tendons, muscles, articulations, zone cervicale, deltoïde, trapèze… et moi je réplique sensation, tact, douceur, caresse, bien-être, intention bienveillante, personne à part entière, globalité.

Dernièrement je parlais avec une jeune collègue et alors que j'abordais tranquillement avec elle le sujet du toucher, je l'ai vu d'un seul coup, mal à l'aise, presque terrorisée par le mot lui-même, essayant par deux fois de ramener la réflexion sur des explications physiologiques et théoriques sur la peau. N'est-elle pas considérée comme le véritable « organe du toucher » ?

Deux mondes différents, qui aujourd'hui sont malheureusement trop souvent en rivalité et en viennent à s'affronter au lieu de s'entraider.

En tout cas la mise à l'index du toucher dans notre monde, contrairement à l'ouïe et la vue qui jouissent d'une large immunité, explique en partie la brutalité des rapports interpersonnels.

Car enfin connaître méticuleusement l'anatomie, chaque muscle, chaque articulation par son nom, ça ne sert à rien pour entrer en relation avec autrui, c'est même souvent à notre insu, un sacré handicap.

Vérifier, corriger la rectitude d'un dos à tout moment afin que la personne évite des déformations ou en lui faisant croire que cela lui serait utile pour mieux être dans son corps, est souvent une ineptie.

Ce dont les individus ont besoin dans notre société, c'est d'abord de confiance en soi, pour se détendre, se relâcher et s'autoriser à lâcher prise, bien plus que de « corrections » mécaniques de leur corps.

Observez le chat, comment il se déplace, se pose et s'installe dissymétrique, sans aucune logique, mais toujours avec grâce et harmonie.

De même les enfants, notamment sur le sol, trouvent leur position naturelle et confortable… à condition qu'on leur fiche un peu plus la paix.

Les injonctions courantes à leur égard, « cesses d'être avachi ! », « tiens-toi droit » sont éminemment discutables. Elles sont trop souvent une insulte à la détente trouvée spontanément par l'enfant.

La symétrie quand elle est forcée et suscitée par la discipline imposée, engendre en réalité beaucoup de tensions, de blocages et freine l'émotivité et l'expression de soi. Maux de tête, raideurs du dos, fatigue chronique, capacité respiratoire réduite, position repliée sur soi-même, besoin constant de gesticuler et parfois timidité en sont les conséquences les plus courantes.

De même ceux qui soupirent dans les classes devraient se voir offrir un bon point au lieu de se faire réprimander.

Au lieu de cela, c'était et c'est parfois encore la position dos-bien-droit bras croisés qui est constamment valorisée.

Ce corps redressé, mais aussi « dressé », aux dépens des lois les plus naturelles, faisait il n'y a pas si longtemps encore le bonheur de toutes les marches militaires, et continue encore à faciliter le port de la cravate où rectitude, rigidité, limite en tout état de cause l'expression des émotions. Hélas, ce corps droit mais raide reste le terrain privilégié de contractures et de douleurs.

Je continue plus que jamais de penser qu'il est nécessaire de créer les conditions optimales pour que l'enfant, puis plus tard l'adulte, soit le plus souvent en situation dé-contractée, dé-tendue, notamment en limitant les peurs, les menaces, les contraintes et plutôt en gagnant la confiance en soi[(3)].

Thèrèse Bertherat (l'« antigymnastique ») il y a vingt ans déjà, ne disait pas autre chose. Elle a été le déclic favorable pour la gymnastique, cette discipline jadis ringarde et contraignante.

De la même façon l'avènement des techniques douces de toucher-massage, remet en cause les pratiques mécaniques (et parfois douloureuses : « si ça fait un peu mal, c'est normal c'est pour

3. J'ai introduit les ateliers de la relaxinésie® et de massage à l'école dans les années 90.

faire du bien » !), manquant manifestement de savoir faire, savoir être, d'empathie et de sensualité.

Pour faire du bien, il faut d'abord aimer les gens et avoir le sens du service et de la générosité. Et avoir un bouquin d'anatomie dans sa poche ne fera jamais un bon praticien.

Je commence seulement à être entendu.

Ce nouvel ouvrage tout comme les précédents que j'ai écrits, a pour objectif d'encourager et de convaincre, que chacun de nous peut soulager, détendre, faire du bien avec des gestes simples.

J'ai choisi de présenter, une fois encore, une technique qui s'est bâtie progressivement, puis a été expérimentée et largement éprouvée pendant plusieurs années sur de nombreuses personnes, qui ont pu bénéficier de leurs bienfaits.

C'est le fruit de cette expérience que je vous livre là : Une méthode de détente, par le contact, le mouvement, les mobilisations et les étirements.

Une pratique accessible à tous, que chacun peut s'approprier sans danger, créative, évolutive, plaisante à pratiquer et à recevoir.

À vous de jouer !

INTRODUCTION
AU STRETCH MASSAGE

L'étirement est naturel

NOUS NOUS ÉTIRONS volontiers et spontanément, par exemple, au réveil, ainsi que dans la journée. Cette façon de faire nous procure un sentiment de bien-être.

Les animaux en font eux aussi un large usage, dont le chat nous offre les plus belles images. Chez l'homme, l'étirement est utilisé depuis longtemps dans les arts martiaux et plus encore dans le yoga postural. Plus récemment, il a trouvé une place royale dans toutes les gymnastiques « stretching » et la méthode Mézières basée sur l'allongement des muscles du dos et postérieurs du corps qui seraient en tension et trop rétractés. Les sportifs, les danseurs et même les acteurs utilisent les étirements comme un échauffement, une préparation a l'exercice mais aussi contre le trac, pour se décontracter.

On ne sait pas très bien expliquer ce besoin de s'étirer, mais force est de constater et de ressentir que cela crée instantanément le bien-être. Contre le stress et son cortège de tensions, pour éviter le repli sur soi-même et la carapace que l'on se fabrique, s'étirer, s'ouvrir, s'allonger, se détendre devient plus que jamais une nécessité.

Le stretch massage répond à ce besoin ; C'est une méthode de mobilisation des différentes parties du corps, faite d'étirements doux et progressifs, pratiqués avec un partenaire et l'aide de la respiration et dans le but de relâcher, détendre et mettre en forme.

1. Ce qu'il faut savoir avant de pratiquer

a) La préparation

On ne peut pas pratiquer les étirements proprement dits, sans avoir préparé son partenaire. S'il n'a pas l'habitude ou n'est pas totalement en confiance et s'il est trop tendu, il ne sera pas facile de pratiquer. Et le risque est d'obtenir le résultat inverse de l'effet recherché. La personne va se contracter par un réflexe de résistance.

La première phase de la pratique du stretch massage consiste donc en une recherche de relâchement et de mise en confiance. C'est une phase courte, d'autant plus facile que la personne massée est habituée à se détendre, à recevoir cette technique ou est très en confiance avec son partenaire. Le but en est qu'elle s'abandonne, lâche prise, afin de recevoir au mieux les manœuvres d'étirements.

S'abandonner n'est cependant pas toujours chose facile. Vous le constaterez chez beaucoup de gens. Lorsqu'on soulève le bras de quelqu'un en lui demandant de se laisser aller à la pesanteur, le bras hésite souvent. La première tâche du praticien consiste donc à donner confiance à son partenaire et, dans le cas présent, à lui montrer qu'il est bien présent et disponible par exemple pour accueillir le bras et le mobiliser. C'est cette attitude « privilégiée » qu'on adoptera pour toutes les parties du corps « travaillées ».

Avant de commencer, le « donneur » – nous allons l'appeler ainsi pour simplifier – doit aussi s'assurer qu'il n'a pas les mains froides et être lui-même disponible.

Souvent on me demande si le praticien doit forcément être détendu pour pratiquer une séance. Ce n'est pas absolument nécessaire dans la mesure où cette détente il va la trouver justement en pratiquant ; par contre il doit être disponible, c'est-à-dire en accord avec ce qu'il fait, pourquoi il le fait, ou plus simplement, en avoir envie, être motivé !

La séance de stretch massage se fait sur un sol pas trop dur, une moquette par exemple, sur laquelle on peut encore rajouter une grande serviette. Un petit tapis ou une couverture font parfaitement l'affaire. La température doit être agréable dans la pièce car cette technique va entraîner une relaxation profonde de la personne qui la sensibilise davantage au froid.

Un éclairage tamisé sera le bienvenu. On peut éventuellement passer une musique douce, dont l'utilité serait surtout d'isoler la personne massée des bruits extérieurs, parasites.

b) Se relâcher

Vous proposez à la personne de s'allonger et de se relâcher le plus possible. Vous lui demanderez en particulier d'expirer plutôt par la bouche afin de détendre la mâchoire inférieure. Il n'y a qu'une seule règle pour la personne qui reçoit le stretch massage : ne rien faire et accepter.

Pour débuter la séance, je vous propose de préparer le corps de la personne en pratiquant ce que j'ai appelé la relaxinésie®[1] (relaxation + cinésie : mouvement), c'est-à-dire faire une série de mouvements très simples pour aider à obtenir le relâchement total. Il s'agit essentiellement de mobilisations utilisant les effets de la pesanteur, soit déjà simplement sur le sol, soit en mobilisant en suspension dans l'air.

L'important n'est pas de retenir exactement la manœuvre employée, mais de comprendre la démarche, l'intention. Cette phase dure quelques minutes ou d'avantage. Elle peut même être une séance totale en soi et les stretchs être remis à plus tard ou pratiqués progressivement suivant les séances, etc. De même avec les gens habitués, il est conseillé de pratiquer ce temps de relaxinésie, comme échauffement, préparation, prise de contact, car de toute manière c'est toujours un grand bonheur de vivre cette phase de lâcher prise.

Cette technique et les diverses mobilisations sont présentées dans la première partie : « Relâcher… (la relaxinésie) ».

1. Si vous voulez en savoir plus sur ces techniques, je vous renvoie aux différents ouvrages que j'ai publiés, notamment dans le *Massage douceur*.

c) Accorder sa respiration

Après cette phase de relaxinésie plus ou moins longue, le corps est maintenant prêt à recevoir les étirements. Il reste encore à trouver un accord respiratoire entre le donneur et le receveur car les étirements se font pour la plupart pendant le temps de l'expiration.

En effet, l'inspiration est un phénomène actif par contraction musculaire, alors qu'au contraire l'expiration est purement passive (à l'exception de l'expiration forcée) et se produit par simple relâchement des muscles inspirateurs. Elle est donc directement liée à la fin d'un état de contraction et de tension, à l'apaisement et au soulagement.

Expirer, c'est détendre, abandonner, lâcher prise. D'ailleurs, quand on a peur ou que l'on est stressé, on retient son souffle, c'est-à-dire qu'on reste bloqué en inspir, tendu.

Les étirements se font donc sur l'expiration, moment de plus grande détente de la personne.

Le but de l'accord respiratoire est finalement de trouver un compromis harmonieux entre la respiration du donneur et celle du receveur et d'établir un rythme régulier.

Le donneur s'installe donc près de son partenaire et lui demande d'abord de respirer calmement en portant son attention sur le ventre, de laisser l'air aller et venir ainsi très simplement. Puis il pose sa main sur l'abdomen. Le ventre se soulève progressivement à l'inspir, puis s'abaisse sur l'expir, puis se redresse de nouveau et ainsi de suite. Si la respiration est très rapide le donneur peut accentuer un peu la pression de sa main sur l'expir afin de la ralentir et de la rendre plus profonde. Le rythme est donné.

Au début, le donneur regarde le mouvement du ventre ou écoute le souffle sortant de la bouche de son partenaire, mais cela devient très vite superflu. Il suit naturellement le rythme qu'il a intégré.

2. La pratique du stretch massage

Après les manœuvres préparatoires (relaxinésie) et l'accord respiratoire, on peut donc commencer à pratiquer les « stretchs ». D'abord on soulève en la maintenant bien la partie dont on veut s'occuper et, juste avant d'étirer, on pratique un petit délassement, une mobilisation très brève, ou un petit effleurage des deux mains de la partie concernée.

Le stretch est exécuté sur l'expir (des deux partenaires) et d'une manière douce, progressive, régulière. Sur le temps d'inspiration on relâche un peu, mais sans revenir au point de départ. Et à chaque expir, on essaye d'étirer un peu plus.

Le stretch massage ne consiste donc pas en un allongement mécanique : action, puis temps d'arrêt, puis action, puis temps d'arrêt, etc.. Au contraire, il s'agit de gagner progressivement, d'attendrir le corps : étirer, relâcher légèrement, étirer un peu plus, relâcher, etc.., dans un mouvement élastique, fluide, d'aller et venir, rythmé par la respiration.

Il n'y a pas de règle pour le nombre des manœuvres. En général, deux ne suffisent pas et l'excès serait lassant. Quatre à cinq étirements constituent une bonne moyenne. Quand le stretch est terminé, on peut refaire une petite mobilisation de délassement.

La respiration ne doit pas devenir une obsession. Et pour une pratique harmonieuse, le masseur n'a pas besoin de guetter constamment le souffle ou le mouvement du ventre.

Une fois l'accord respiratoire établi, il prend le rythme et puis le garde. Et la personne massée expire comme par réflexe, systématiquement pendant l'étirement.

Si un étirement a lieu pendant l'inspiration, ce n'est pas grave du tout. L'important est la douceur, la souplesse, le rythme, la fluidité.

À ce sujet, le « donneur » va expérimenter une nouvelle façon de faire, inhabituelle, dans laquelle il utilise le poids de son corps pour étirer tout en douceur. L'utilisation du poids du corps présente en effet l'avantage considérable de permettre de doser l'étirement de façon harmonieuse et progressive. En outre, elle dispense le donneur de puiser dans ses propres forces, d'utiliser constamment la force de ses bras et mains, de « travailler comme un forgeron » et de se fatiguer, même si par exemple les jambes du « receveur » sont lourdes.

Cette bascule, ce balancement du poids de son corps est à la fois agréable et une détente pour le donneur qui bénéficie d'un effet de bercement rythmique.

Les différents stretchs vous sont présentés dans la partie : « Étirer (les stretchs) ».

Une bonne séance de stretch massage sera complétée par le massage des extrémités du corps, les pieds, les mains, la tête.

Cette phase pourra être plus ou moins longue selon le besoin, la durée totale de la séance. (Vous pouvez aussi insister sur une partie plus que sur une autre et équilibrer vos séances comme vous l'entendez).

Le massage des extrémités du corps offre plusieurs intérêts.

Pour le donneur c'est l'occasion de faire une pause entre les mobilisations et les stretchs qui au début demandent un peu plus de dépense, mais aussi pour le receveur, ces massages lui apportent des sensations différentes et toujours une agréable surprise !

Si votre démarche est plutôt stimulante on privilégiera des manœuvres brèves, plus rapides, plus en profondeur. Au contraire ce travail spécifique sur les extrémités peut favoriser l'état de relaxation et dans ce cas le rythme du massage sera plutôt lent, les enchaînements fluides (attention cela risque d'augmenter d'autant la durée de votre séance). Finalement tout dépend des objectifs ou du moment où vous pratiquez.

Ces différents massages vous sont présentés succinctement[1], ce qui est nécessaire mais aussi suffisant, dans la troisième partie : « Masser… ».

1. Si vous voulez en savoir plus sur ces techniques, je renvoie à mes différents ouvrages déjà publiés sur ce thème.

3. L'intérêt et les propriétés spécifiques du stretch massage

Le stretch massage répond à un besoin et procure un bien-être immédiat.

Pourquoi parler de massage pour des étirements ? Parce que les stretchs réalisent un massage des différents tissus musculaires, cutanés et sous-cutanés.

Quand on étire un muscle, les millions de récepteurs sensitifs qui se trouvent dans ses fibres sont agréablement stimulés.

Chaque « stretch » produit un massage interne des vaisseaux sanguins et des canaux lymphatiques, ce qui favorise leur fonction de circulation et le métabolisme local.

La peau elle-même est assouplie, stimulée à son tour.

Même les organes sont stimulés par effet réflexe car ils sont reliés à certaines chaînes musculaires et à la peau par la même origine de certains nerfs.

D'un point de vue « énergétique », les mobilisations mais aussi les étirements, opèrent une sorte de brassage, stimulant la circulation de l'énergie (qui a tendance à stagner dans des endroits proches des articulations) le long des méridiens.

Il ne faut pas non plus sous-estimer quelques effets très simples et directs du stretch massage, comme l'assouplissement du corps, un gain notable dans les amplitudes articulaires, l'impression de se sentir plus ouvert.

Le toucher étant omniprésent dans cette pratique, qui de plus est bienveillante et agréable, l'effet psychologique se rajoute donc aux propriétés physiologiques. De toute manière il est impossible de les scinder, tout s'interpelle, se complète, interagit.

Enfin, comme toutes les méthodes où l'on travaille à deux, où l'un accepte de s'abandonner entre les mains d'un autre, elle est une fantastique expérience qui donne confiance et apprend à s'ouvrir aux autres… expériences de plaisir partagé aussi.

Pratiqué entre amis lors de soirées détente ou massage, dans les groupes comme préparation à la danse, au spectacle, à l'activité sportive, mais aussi en ateliers à l'école ou en centres de vacances, ou plus simplement en famille, en vacances, enfin développé sur les lieux de travail, la relaxinésie et le stretch massage, sont des méthodes à utiliser quelles que soient les situations et les personnes.

Largement éprouvées auprès de différents publics elles sont toujours particulièrement appréciées.

4. Amusez-vous, créer, inventez...

Vous trouverez à la fin du livre quelques étirements différents un peu plus élaborés. Ils peuvent être pris comme variantes si vous « travaillez » régulièrement avec un même partenaire.

Ils se pratiquent de préférence avec des personnes entraînées et souples, danseurs, sportifs, etc., pour qui d'ailleurs les étirements de base ne sont pas toujours suffisants. Pour les autres personnes, il vaut mieux les faire en complément éventuel de la séance de stretch massage, quand les muscles et les tendons sont bien « échauffés ».

Et puis ils vous permettent de dépasser la technique de base à deux, et de créer, imaginer, inventer, de vous amuser même si vous êtes trois.

Et encore plus planant, je vous propose de découvrir l'étonnante technique des foulards puis de l'expérimenter rapidement.

Cette technique, complètement imaginée et élaborée au contact des enfants – lors des premiers ateliers que j'ai créés dans les écoles il y a déjà une quinzaine d'années – est une façon originale, ludique, et très créative qui leur convient particulièrement bien. Mais elle fera aussi le bonheur des participants adultes qui ont un peu plus de mal à lâcher ou qui retrouveront là d'autres sensations notamment celle du plaisir de l'apesanteur.

Cette technique encore relativement nouvelle, va encore évoluer. C'est à vous de trouver toutes les possibilités inhérentes à cette façon de faire. Et avec un peu d'imagination...

Pour cela vous devez disposer, soit d'un foulard assez large (15 à 20 cm environ), en tissus non élastique ou d'une serviette éponge (que vous pouvez plier), et au moins d'un mètre de longueur.

L'idéal pour bien pratiquer cette technique est d'avoir les bras plutôt étendus de façon à ne pas mobiliser en force mais toujours détendu.

Voir, « en complément » les manœuvres supplémentaires, page 93.

5. Comment utiliser ce livre

Tester les différentes manœuvres, une par une, dans l'ordre que vous voulez (mais si vous faites un bras par exemple, faites toujours l'autre de suite après).

Ne les pratiquez pas toutes tout de suite, composez-vous en quelque sorte des mini-séances !

Par exemple vous pouvez simplement détendre les bras ou uniquement les jambes ou… tout le corps mais en vous limitant à quelques gestes sur chaque partie, etc. Vous pouvez éventuellement rajouter seulement quelques stretchs.

L'important est que vous preniez du plaisir et que vous vous amusiez à découvrir cette technique et toute la créativité qui en découle !

Je vous conseille de toujours pratiquer un peu de relaxinésie avant d'aborder les stretchs mais avec l'habitude vous les intégrerez pendant la séance sans marquer de façon systématique les différentes phases ; C'est vrai aussi pour les massages des extrémités qui trouveront leur place au cours de la séance un peu comme vous le sentez. Évitez seulement d'être flou, de passer d'un endroit à l'autre sans aucune logique, soyez créatif mais rigoureux et clair dans vos intentions.

Si vous disposez de temps, si vous êtes disponible, si votre partenaire est prévenu, si l'espace et l'environnement s'y prêtent… alors proposez une séance totale :

relaxinésie + stretch + massages des extrémités.

Pour cela prévoyez au moins une heure.

Mais je le répète, tout est possible, l'important étant de ne pas brusquer la personne (qu'elle soit en accord avec vous), de respecter les symétries (si vous faites quelque chose à droite, vous faites la même chose à gauche), enfin que votre pratique reste plaisante à recevoir, et... à faire.

En résumé, il existe :

– Les mobilisations au sol.

C'est une façon de faire, simple et facile à utiliser à tout moment au cours de la séance mais elle convient particulièrement au début, pour préparer les personnes qui auraient du mal à s'abandonner lors des soulèvements.

Ces manœuvres, excellent préalables, aident au relâchement et à la détente.

Ce sont par exemple : les bercements réguliers de tout le corps, les roulés type « pâte à modeler », les mouvements de va-et-vient, les secousses et vibrations douces, etc..

– Les mobilisations manuelles en apesanteur.

Il s'agit de manœuvres, mouvements, mobilisations où l'on va jouer complètement avec la pesanteur dans tous les axes de l'espace (porter la partie concernée et attendre qu'elle s'abandonne, lourde, dans la main).

– Les mobilisations dans la serviette ou dans le foulard.

L'utilisation d'un tissu plié augmente encore l'effet d'apesanteur et la sensation de planer totalement relâché.

– Les stretchs ou étirements.

Ils se pratiquent de préférence sur l'expiration du receveur et du donneur. Ils sont progressifs et viennent en principe plutôt après une phase de relâchement obtenu par la relaxinésie.

– Les massages des extrémités.

Ils viennent compléter la séance ou peuvent se pratiquer seul.

Première partie :

Relâcher…

(la relaxinésie®)

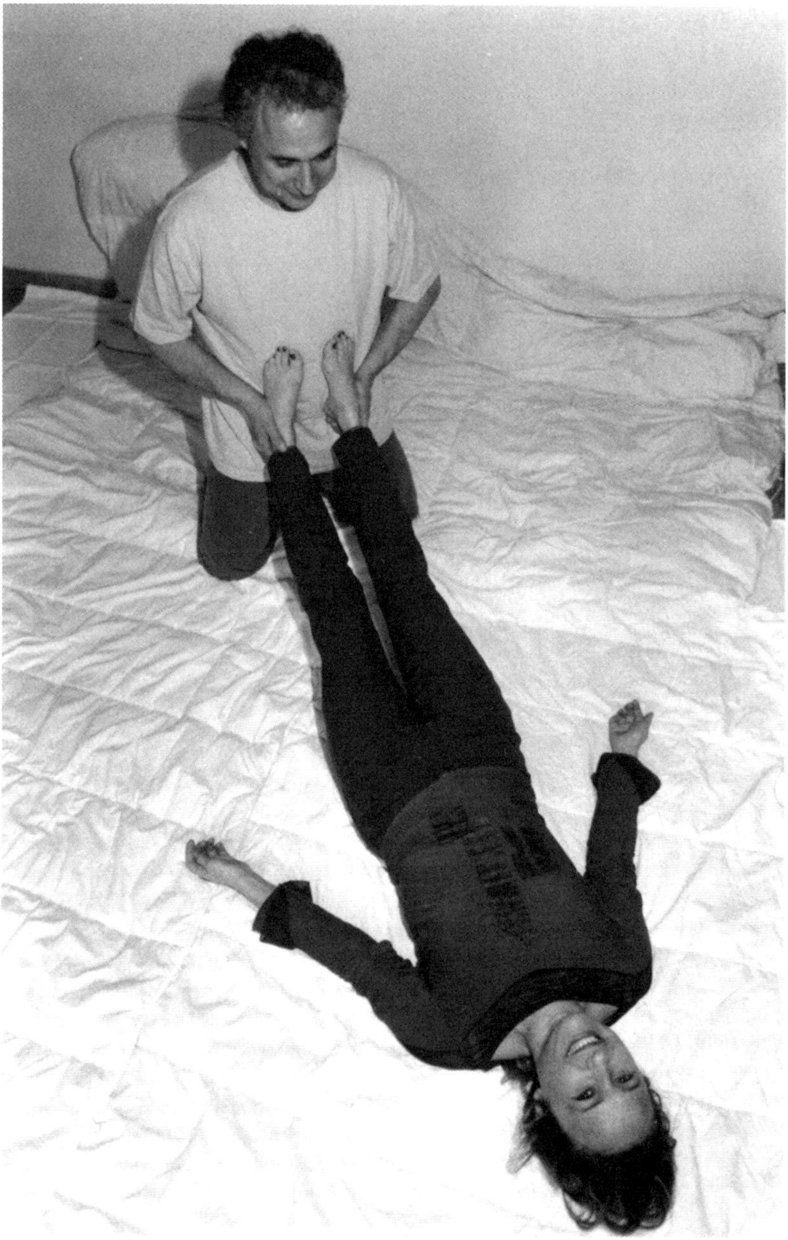

L'ensemble du corps

Receveur

Vous êtes allongé sur le dos.

Donneur

Vous êtes à genoux devant les pieds du receveur. Vous soulevez les jambes de votre partenaire avec vos paumes sous les talons. Vous imprimez une poussée longitudinale, parallèle au sol, en balançant votre corps en avant (c'est donc aussi votre ventre qui participe directement au mouvement), ce qui provoque une ondulation de tout le corps.

Cette manœuvre de départ sert à détendre, à obtenir un bon relâchement. Elle permet de tester si la personne est relaxée ou pas. Si tout le corps remue d'un bloc, c'est qu'il ne lâche pas complètement ou qu'il « se retient ». (Lorsqu'il est détendu, le corps ondule plutôt souplement.)
Cette manœuvre facilite les mouvements et mobilisations de relaxinésie qui vont suivre.

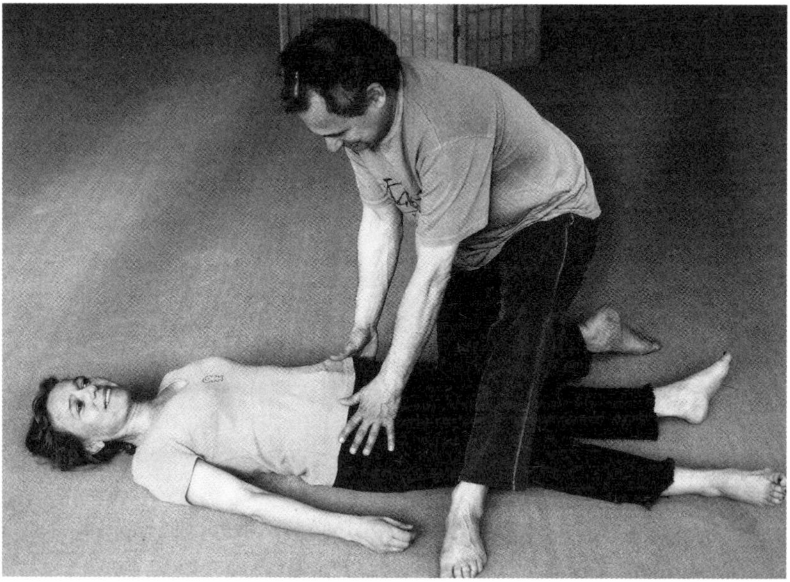

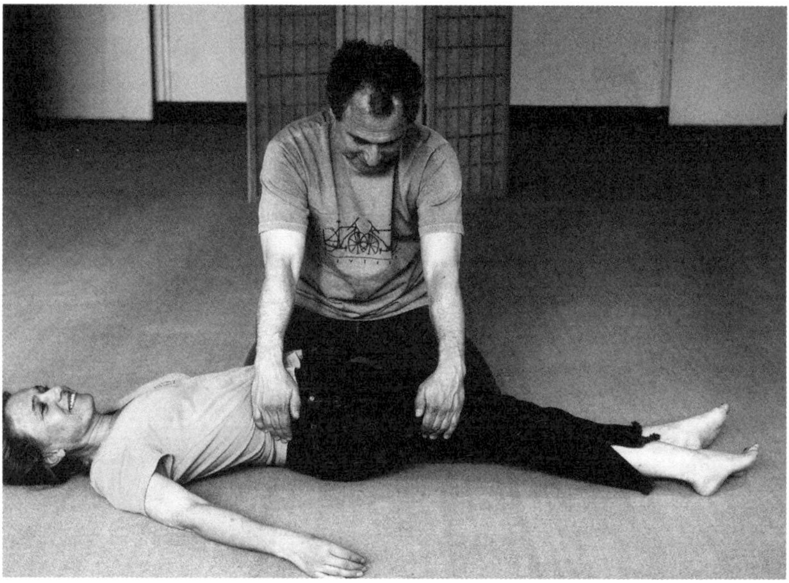

Le bassin et l'ensemble du corps

Receveur

Vous êtes allongé sur le dos.

Donneur

Vous êtes à cheval sur un genou au-dessus des cuisses de votre partenaire (ou à genoux sur un côté au niveau des hanches). Vous posez les mains sur les hanches et vous provoquez de petites secousses douces pour obtenir un lâcher-prise au niveau du bassin et une ondulation qui se prolonge.

Cette manœuvre simple détend toute la région du bassin, de la taille, ainsi que le diaphragme et la respiration.

Autre : (bercement/décollement)

Vous allez décoller le bassin et la cuisse. Comment ?

Surtout pas en force, mais simplement une fois les mains calées, déplacez le poids de votre corps en arrière et le bassin se décollera tout en douceur. Puis laisser revenir… et ainsi de suite accompagnez ce mouvement d'avant en arrière (et réciproquement) plusieurs fois. Installez en quelque sorte un mouvement de bercement régulier.

La meilleure façon de savoir si le mouvement est bien réalisé, sans effort, tout en douceur, c'est de vérifier si vos bras restent bien étendus (et non fléchis et contractés) pendant le mouvement.

Cette manœuvre efficace que l'on peut adopter aisément à l'hôpital (décoller facilement et en douceur une partie du corps des malades qui reposent inlassablement sur les draps) pour les personnes alitées, pour améliorer leur confort immédiat.

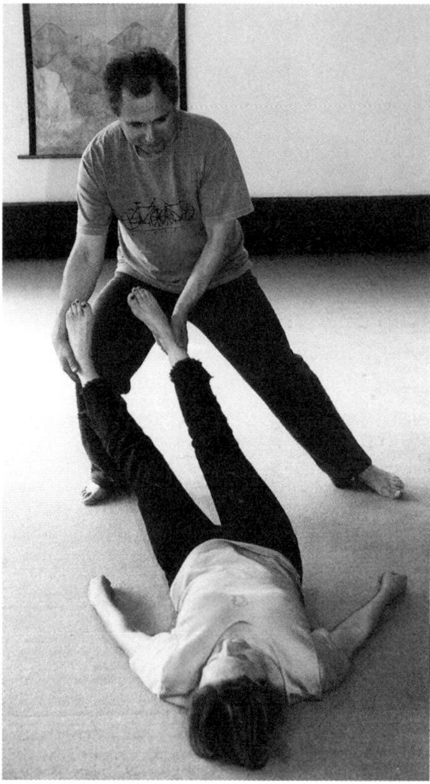

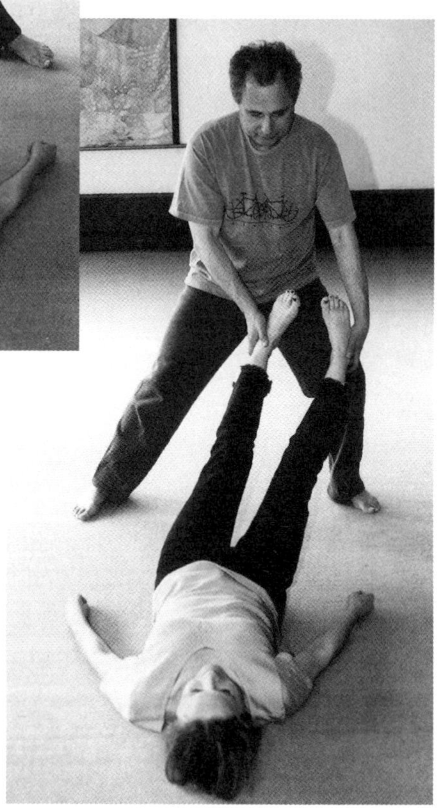

Le bassin, la taille et les membres inférieurs

Receveur

Vous êtes allongé sur le dos.

Donneur

Vous êtes debout, jambes légèrement fléchies, devant les pieds du receveur.

Vous prenez les pieds dans vos mains au niveau des talons.

Vous allez imprimer un mouvement des deux jambes, d'un côté puis de l'autre.

Pour cela, ne forcez pas avec vos bras mais c'est vous qui allez vous déplacer de droite à gauche (et réciproquement). Quand vous êtes à droite, le poids de votre corps est sur la jambe droite fléchie (et réciproquement).

De cette façon, les bras qui portent suivront sans fatiguer.

Cette manœuvre est favorable à la circulation de retour (jambe en position déclive), détend le bassin, le ventre, le diaphragme et la respiration.

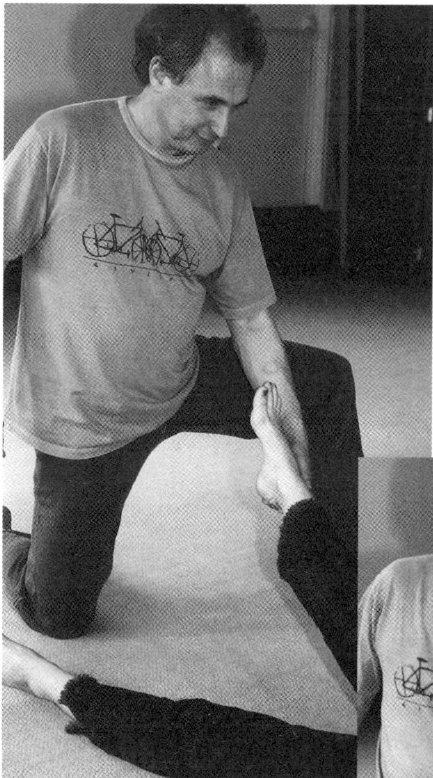

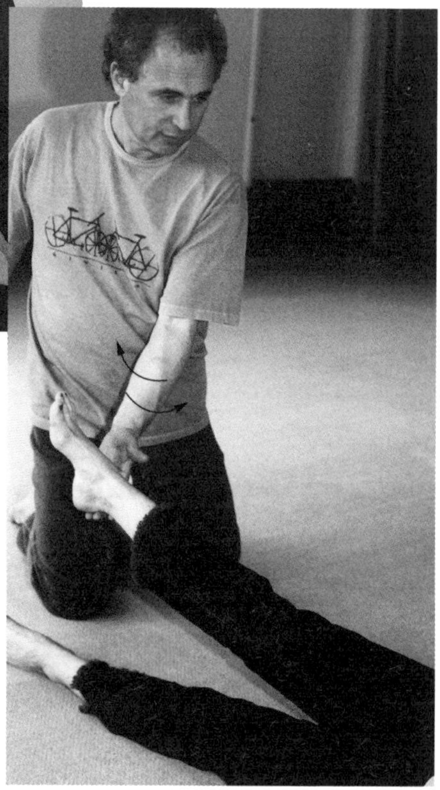

La jambe et l'articulation avec le bassin

Receveur

Vous êtes allongé sur le dos.

Donneur

Vous êtes à genoux ou (sur un seul genou) devant le pied du receveur.

Vous prenez le pied devant vous dans votre paume et vous allez imprimer un mouvement de va-et-vient rapide et relâché, de chaque côté.

Pour bien réussir ce mouvement, votre bras doit être totalement relâché, détendu, c'est-à-dire étendu.

Cette manœuvre détend toute la jambe et l'articulation avec le bassin et facilite le lâcher-prise du membre inférieur.
Plus : Vous pouvez aussi jouer avec la pesanteur, de haut en bas, faire des petits cercles et tester des petits « lâcher » de quelques centimètres en rattrapant le pied avant qu'il ne touche le sol.
Par ces mouvements vous obtenez un lâcher-prise des membres inférieurs, une mise en confiance de la personne pour que les étirements puissent se faire dans les meilleures conditions.

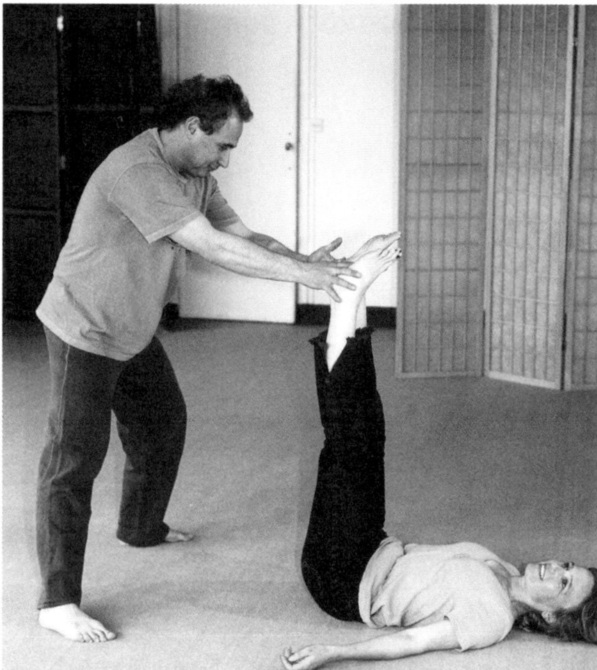

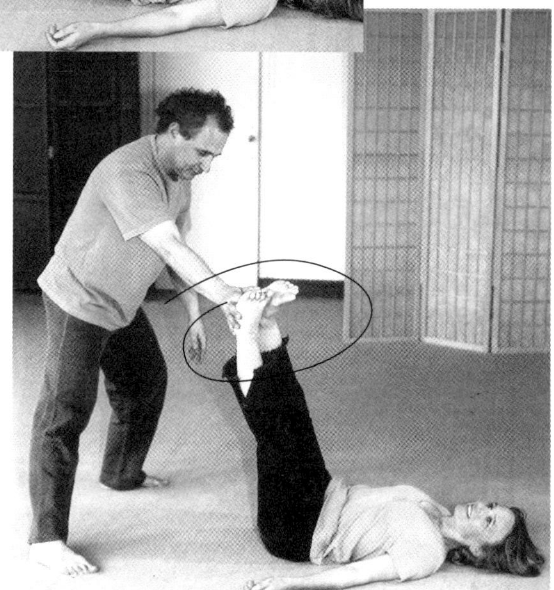

Le bassin, le ventre et les lombes

Receveur

Vous êtes allongé sur le dos.

Donneur

Vous êtes debout devant les pieds du receveur.

Vous allez soulever les jambes de votre partenaire assez haut, presque à la verticale, de façon à ne plus avoir à les soutenir, simplement à les guider.

Alors vous imprimez un mouvement de droite à gauche (comme si vous pagayez).

Vous pouvez augmenter l'amplitude de ce mouvement en faisant faire des cercles des deux jambes s'agrandissant progressivement.

Ce mouvement est excellent pour la souplesse du bassin, la détente du ventre et de la respiration ainsi que pour les lombaires et le bas du dos.
Pour faciliter ce mouvement sans effort, vous vous installez en quelque sorte en contrepoids des jambes du receveur.

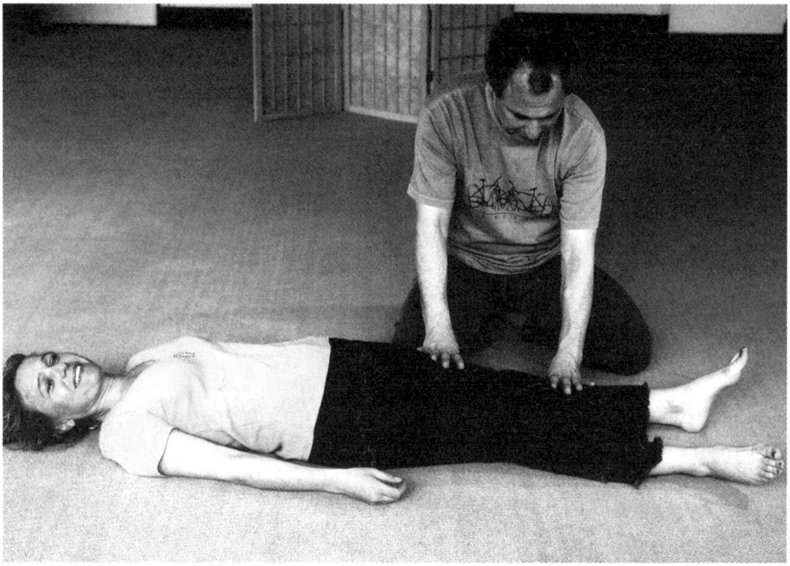

La jambe au sol (roulez la pâte)

Receveur

Vous êtes allongé sur le dos.

Donneur

Vous êtes à genoux sur le côté d'une jambe. Vous pratiquez de petits «rouler» de la jambe, comme si vous travailliez de la pâte à modeler.

Vous faites la même chose de l'autre côté.

Cette manœuvre est spécialement indiquée pour commencer chez les personnes très contractées qui ne supporteraient pas d'emblée qu'on leur soulève les jambes comme dans la manœuvre précédente (Il est plus facile de se laisser faire au sol qu'en suspension).
Ce mouvement relâche tout en douceur toute la jambe.

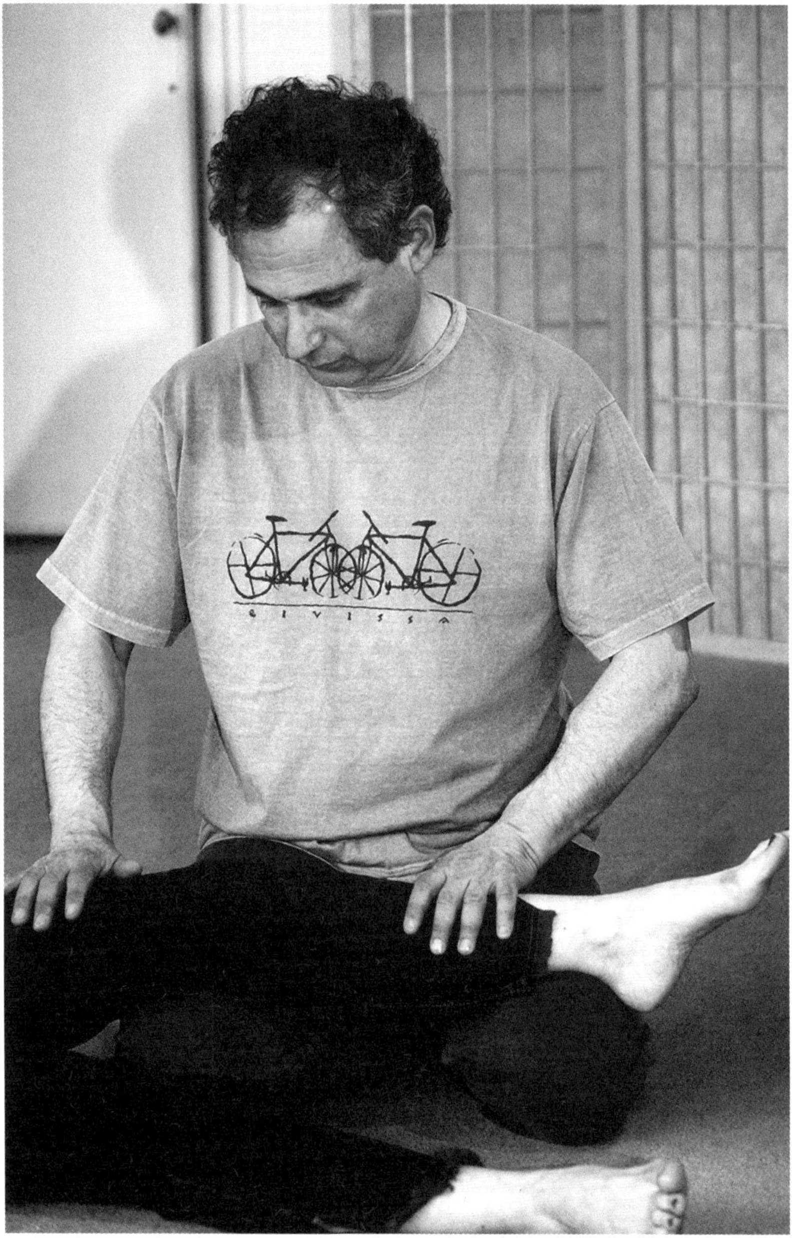
EIVISSA

Variante, la jambe sur la cuisse

Receveur

Vous êtes allongé sur le dos.

Donneur

Vous êtes à genoux au niveau des jambes du receveur et vous en prenez une que vous posez sur vos cuisses. Le creux du genou ainsi que la courbure du tendon d'Achille repose bien calés sur vos cuisses ; cette position libère le mollet (que vous pouvez ballotter pour le détendre...).

Vous faites rouler la jambe sur votre cuisse très souplement.

Si c'est bien relâché, le pied va ballotter librement. Ce mouvement peut se faire plus ou moins rapidement selon le besoin de relâchement que l'on recherche.

Cette position astucieuse et confortable détend parfaitement toute la jambe, l'articulation avec la hanche, la cheville et le pied.
Cette position met particulièrement bien en confiance la personne qui reçoit.

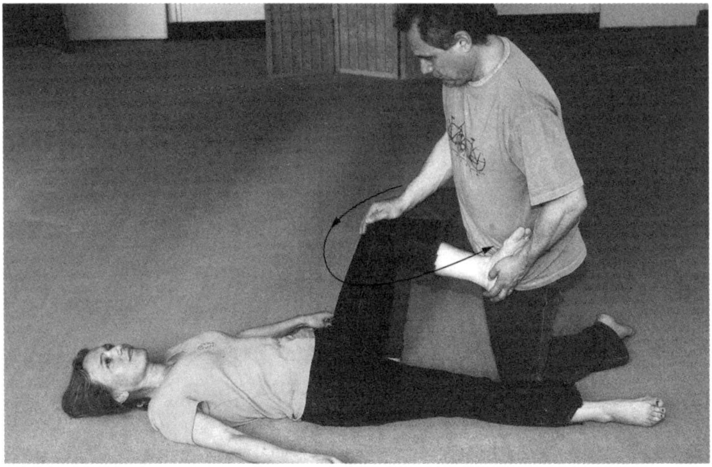

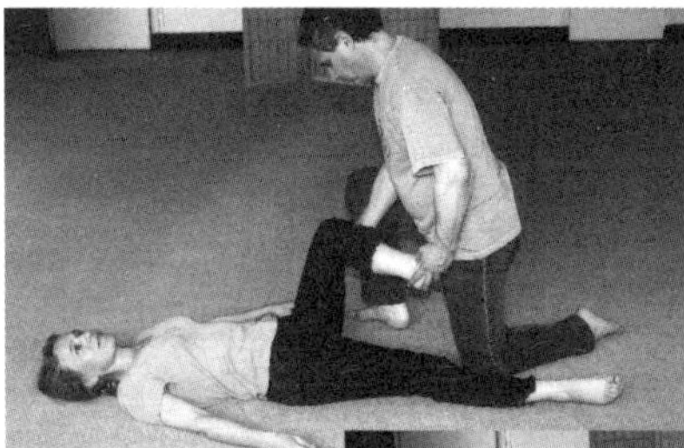

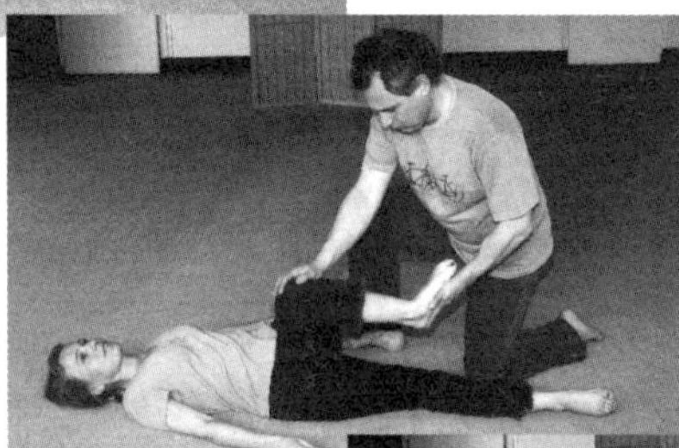

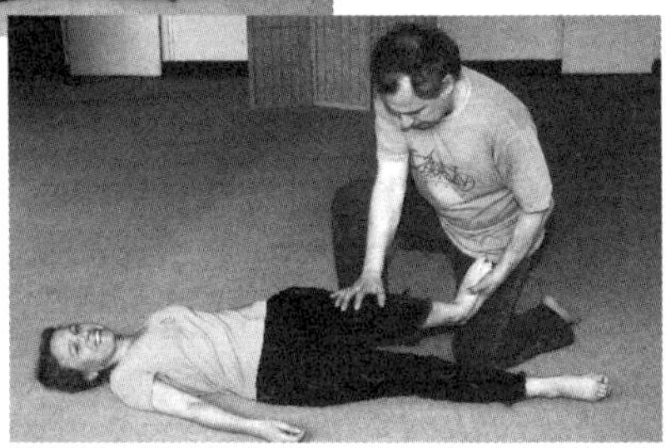

La hanche et le membre inférieur

Receveur

Vous êtes allongé sur le dos.

Donneur

Vous vous placez près du bassin du receveur, sur un genou pour éviter de vous fatiguer. D'une main vous soutenez un pied, de l'autre le genou, et la jambe de votre partenaire est alors pliée. Vous lui faites décrire de petits ronds qui vont aller en s'agrandissant, des mouvements en spirale, afin de gagner en ouverture… jusqu'à imprimer un mouvement qui sollicite le bassin.

Si vous avez un peu de temps à consacrer à la préparation de votre partenaire, n'hésitez pas à faire cette manœuvre relaxinésie un peu plus complexe que les précédentes, mais tellement agréable pour débloquer les hanches et dégager les jambes par rapport au bassin.
Ce mouvement donne immédiatement une impression de gagner en souplesse et ouverture.
Il peut servir comme préparation à l'accouchement pour la femme enceinte.

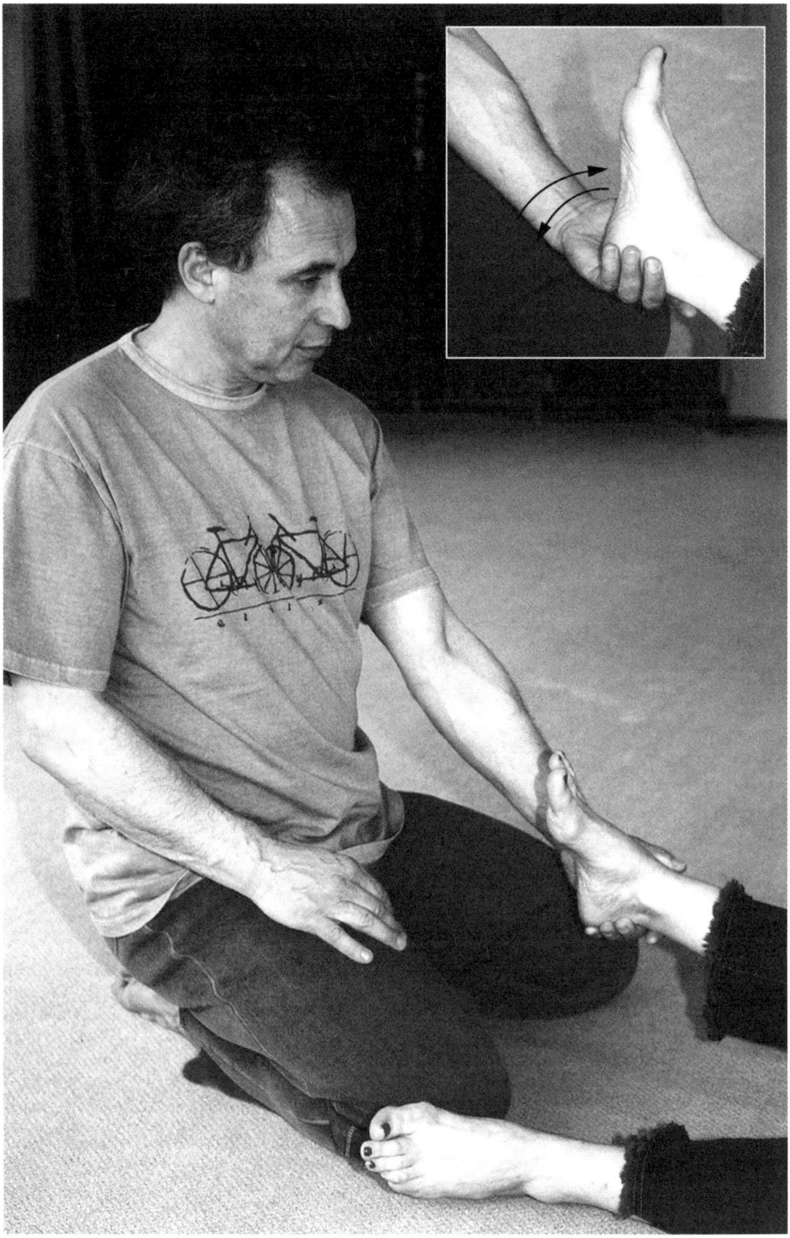

L'articulation de la jambe et du bassin (le « baby-foot »)

Receveur

Vous êtes allongé sur le dos.

Donneur

Vous êtes à genoux devant le pied du receveur.

Vous prenez le pied devant lequel vous êtes dans votre paume et vous allez imprimer un mouvement de rotation rapide autour de son axe ; ce mouvement du poignet (appelé prono-supination) rappelle celui que l'on pratique quand on joue au baby-foot.

Pour réussir cette manœuvre, utilisez votre bras du même côté que la jambe concernée. Le mouvement du poignet doit être rapide (sinon ça ne marche pas !), le bras restant étendu.

Ce mouvement détend tout le membre inférieur et permet parfois de vaincre certaines résistances ; parfois, aussi impossible à réaliser si la personne n'arrive pas à s'abandonner et « tient » sa jambe.

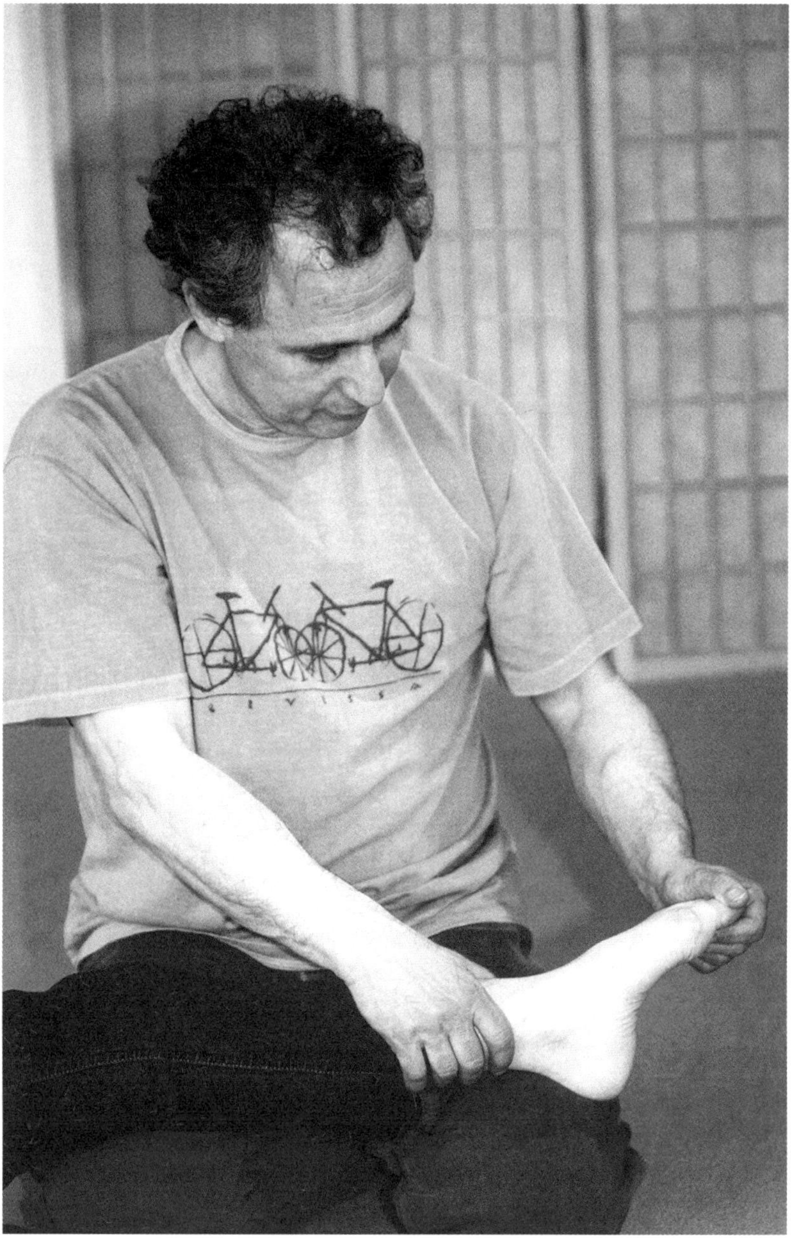

La cheville et le pied (le « moulin à café de nos grands-mères »)

Receveur

Vous êtes allongé sur le dos.

Donneur

Vous êtes à genoux au niveau des jambes du receveur et vous en prenez une que vous posez sur vos genoux. Vous maintenez bien la cheville d'une main et, de l'autre main, vous imprimez un mouvement de rotation du pied dans tous les deux sens. Puis vous passez de l'autre côté pour faire de même.

Cette manœuvre détend et assouplit la cheville. Elle est aussi excellente pour la circulation sanguine. Elle amorce bien le massage du pied.
C'est un des mouvements majeurs que je conseille pour toutes les personnalités.

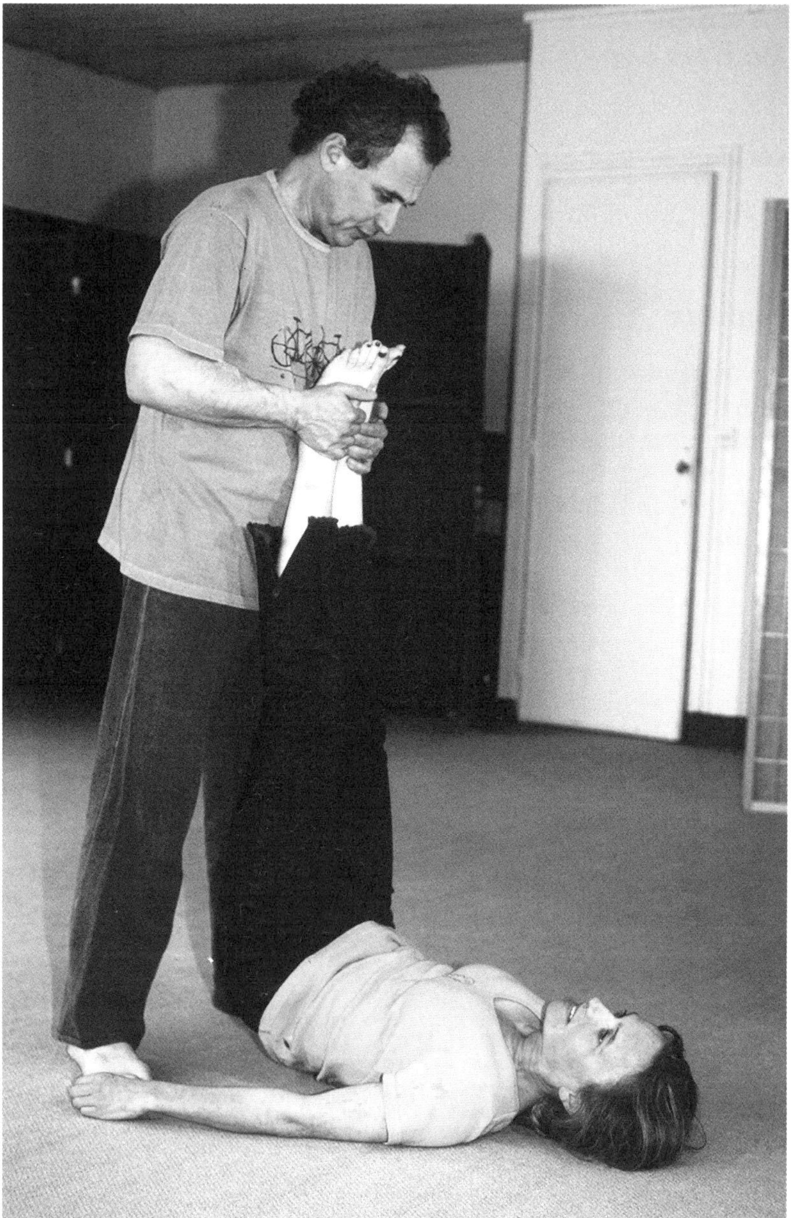

La taille (ça balance !)

Receveur

Vous êtes allongé sur le dos.

Donneur

Vous vous placez à la hauteur des fesses du receveur. Vous assurez à vos mains une prise au niveau des chevilles que vous maintenez contre votre ventre et vous soulevez les jambes donc le bassin de quelques centimètres pas plus. Puis vous effectuez un petit mouvement de balancement de chaque côté afin de relâcher la taille. Quelques secondes de ce mouvement suffisent.

Vous pouvez aussi si la personne est grande soulever au niveau de ses cuisses. Pour cela placer vos bras sous les genoux de votre partenaire, ses jambes étant fléchies, nouez vos mains et soulevez l'ensemble de quelques centimètres, puis balancez de chaque côté.

Cette manœuvre ne vise pas l'étirement des jambes, mais la détente du ventre, du bassin, du diaphragme, des lombaires. En plus, elle permet de dissocier le bas du corps du haut du corps qui, lui, est immobile. C'est donc un mouvement complémentaire aux étirements et qui a sa place ici dans l'enchaînement car il opère un passage entre le bas et le haut du corps.

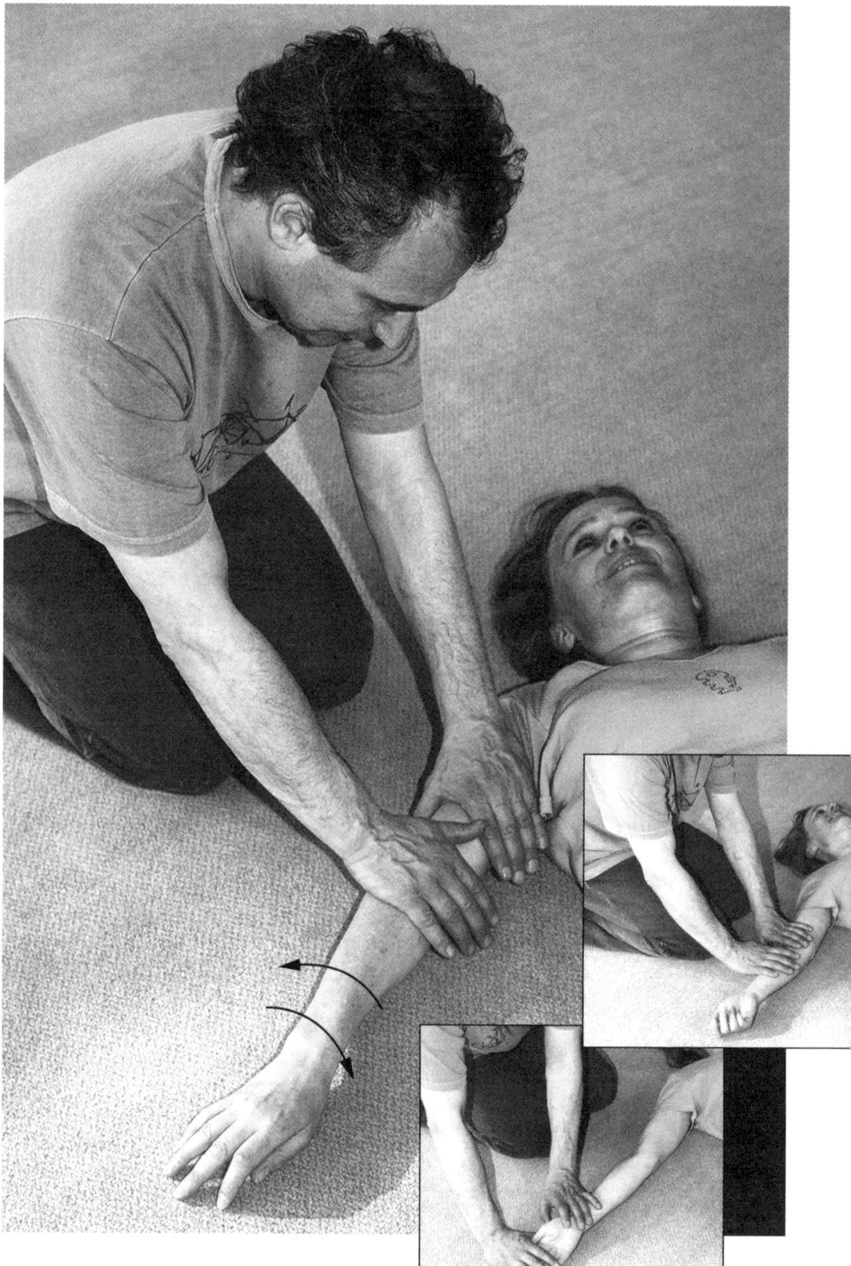

Le bras
(la « pâte à modeler »)

Receveur

Vous êtes allongé sur le dos.

Donneur

Vous êtes à genoux au niveau d'un bras (puis de l'autre).

Vous procédez de la même manière qu'avec les jambes en effectuant de petits « rouler » comme si vous travailliez de la pâte à modeler. Vous partez de l'épaule et descendez jusqu'au poignet, à la main et aux doigts. Assurez-vous toujours, pour le confort de votre partenaire, que l'avant-bras roule sur la serviette ou le tapis.

Terminez par une mise à plat (repassage) bien marquée de la main, c'est exquis !

Cette manœuvre sert de préparation pour la manœuvre suivante. En effet le bras se relâche plus facilement au sol avec un appui, qu'en suspension. Cette manœuvre détend tout le bras et le final dans la main en ouverture est une heureuse surprise pour votre partenaire.

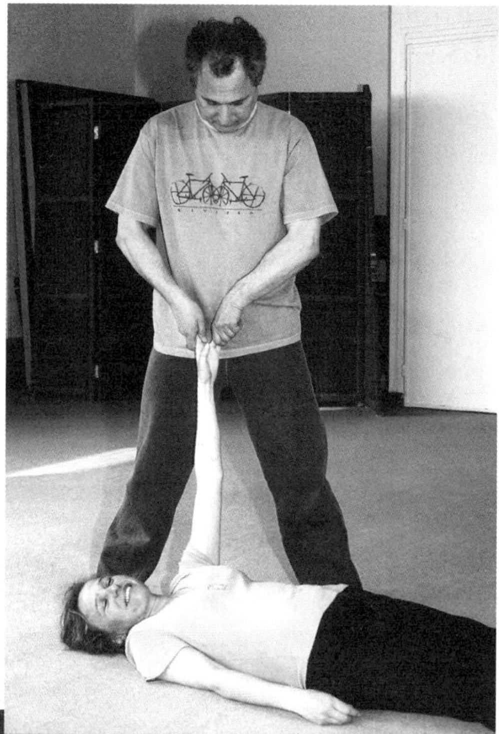

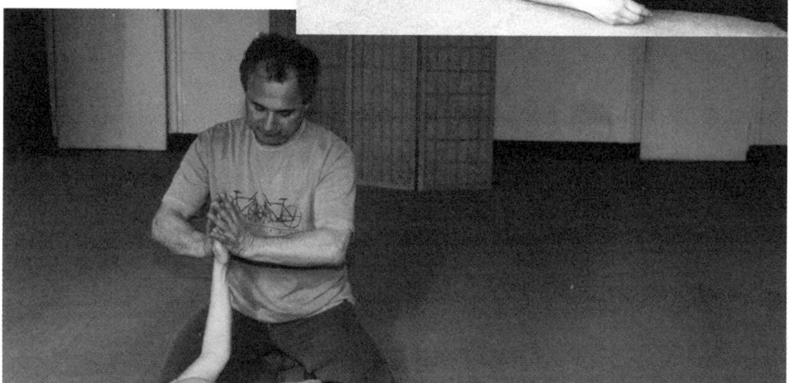

Le bras et l'épaule

Receveur

Vous êtes allongé sur le dos.

Donneur

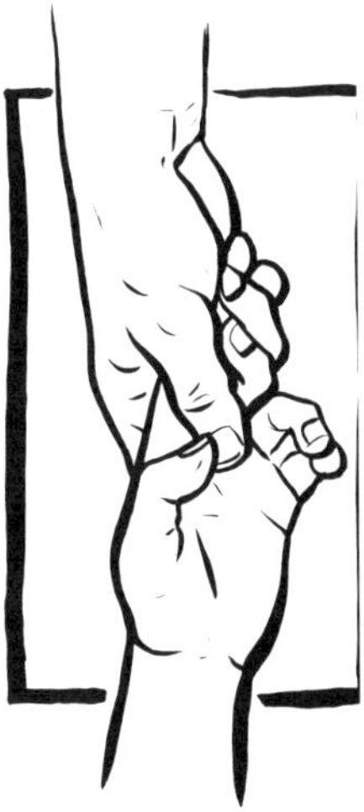

Vous êtes debout près d'une épaule du receveur, d'un côté, puis de l'autre. Vous prenez deux doigts (index et majeur), d'une ou de deux mains (voire photos et dessin), cette bonne prise évitant d'écraser la main ou de serrer le poignet. Vous imprimez de petits étirements vers le haut, de petites secousses qui agissent sur les articulations de la main, du poignet, du coude et de l'épaule.

Variante

En étant assis, avec une prise originale et sécurisante, paume contre paume. Cette manœuvre est conseillée pour bien relâcher le coude.

Dans la manœuvre précédente, le bras restait au sol. Ici, le jeu avec la pesanteur permet une décontraction plus grande de tout le membre supérieur, incluant largement l'articulation de l'épaule.

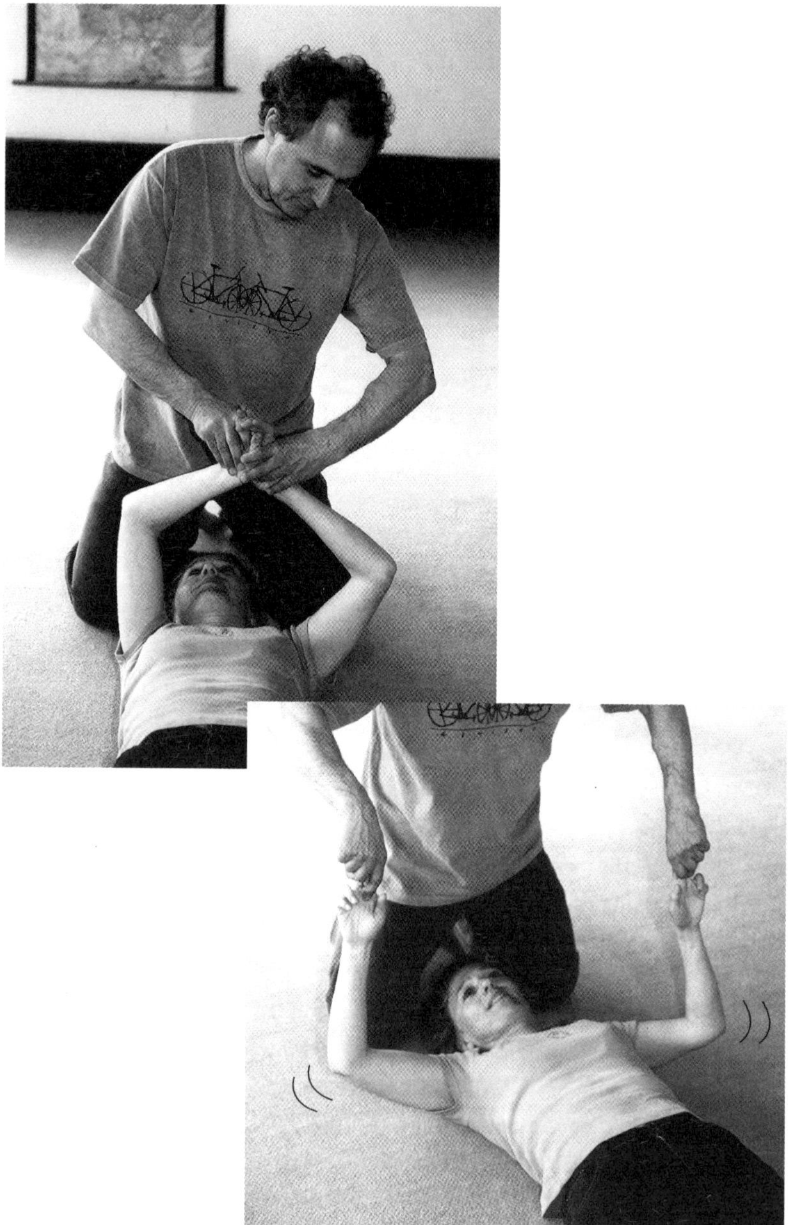

Les deux bras (les « ailes d'oiseau »)

Receveur

Vous êtes allongé sur le dos.

Donneur

Vous êtes à genoux derrière le receveur.

Vous croisez ses mains en les maintenant au niveau des poignets. Vous soulevez légèrement les bras (mouvement du « pantin ») et vous imprimez (en accompagnant) un mouvement d'avant en arrière.

Variante : (simple) ailes d'oiseaux.

Au lieu de croiser les bras, laisser les écarter, c'est plus facile à exécuter.

Ce mouvement évoque un oiseau qui déplie ses ailes pour prendre son envol. Il détend les épaules, les coudes et les bras et les poignets. Il est particulièrement esthétique et étonnera toujours.

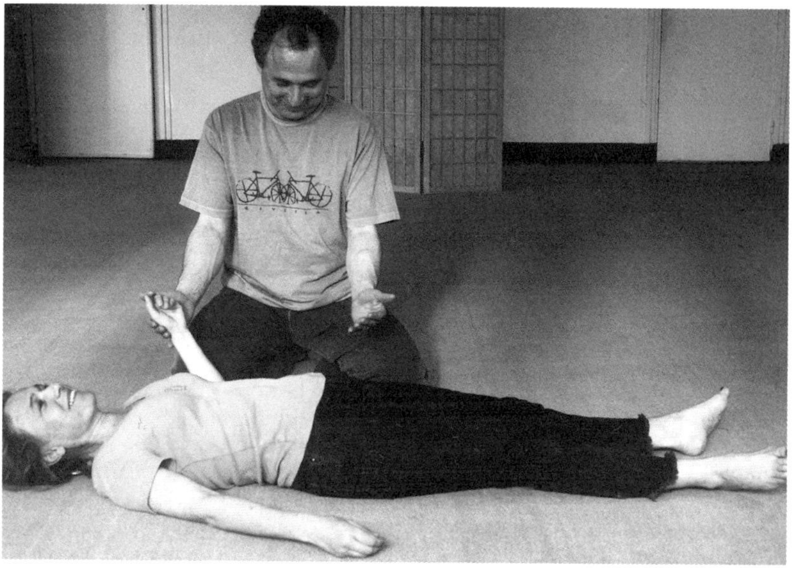

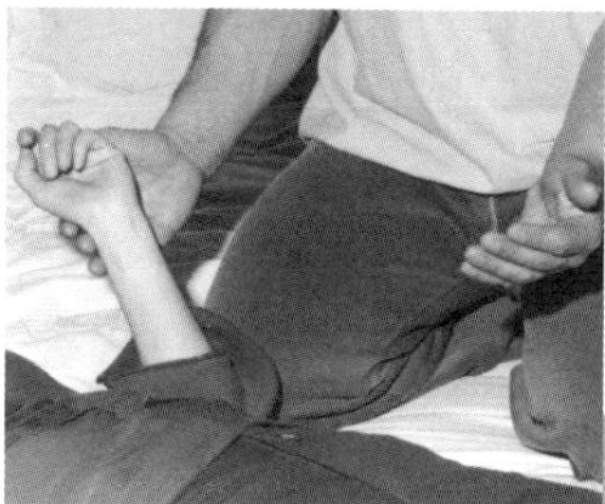

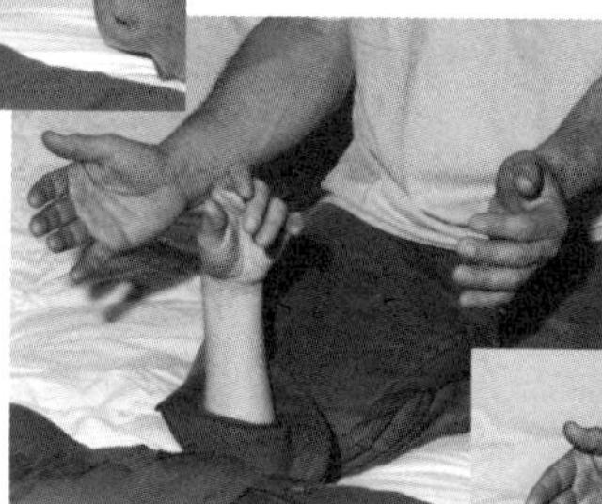

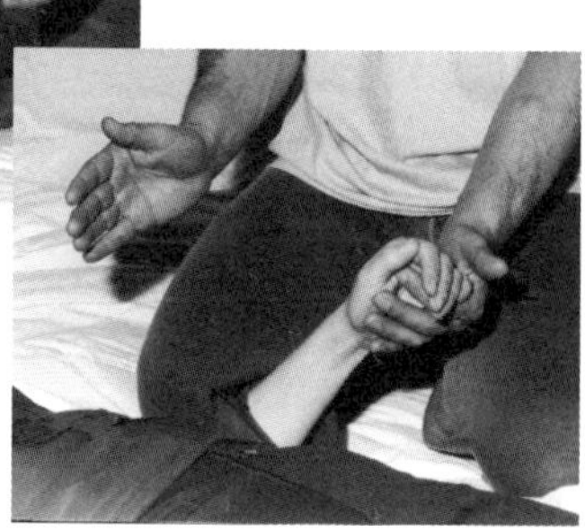

L'avant-bras, poignet et main (le « métronome »)

Receveur

Vous êtes allongé sur le dos.

Donneur

Vous êtes à genoux au niveau du bassin du receveur.

Vous prenez la main du receveur dans votre paume en soulevant l'avant-bras, le coude restant sur le sol.

Vous allez lancer la main du receveur vers votre autre main qui la reçoit puis la relance à son tour. Ce mouvement de va-et-vient, de droite à gauche (et réciproquement), peut rappeler le mouvement régulier du métronome, « tic, tac, tic… »

Chaque fois la main du receveur est accueillie, avec douceur par le donneur (en amortissant la réception).

Cette manœuvre permet de relâcher le bras tout entier et plus particulièrement le poignet et la main. Très agréable, elle permet de faire lâcher prise aux personnes qui ont du mal à s'abandonner.

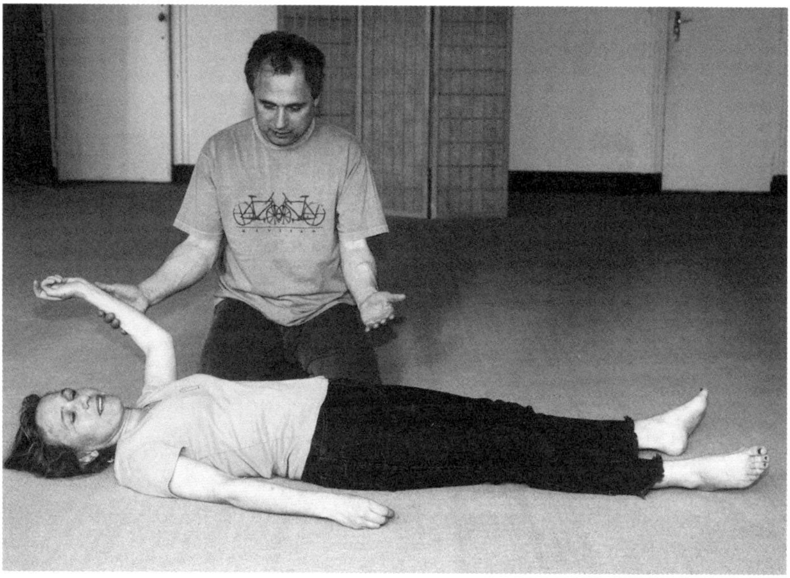

Le bras (le « tennis »)

Receveur

Vous êtes allongé sur le dos.

Donneur

Vous êtes à genoux au niveau du bassin du receveur.

Vous prenez le coude du receveur dans votre paume en soulevant le bras tout entier.

Vous allez lancer le bras du receveur et le recueillir dans votre autre main puis le relancer à son tour. Ce mouvement de va-et-vient, de chaque côté, peut rappeler les relances de la balle de tennis.

Chaque fois le bras du receveur est accueilli, avec douceur par le donneur (en amortissant la réception). Néanmoins vous devez le lancer avec une certaine force pour ne pas (s'il est très relâché) qu'il retombe en court de trajet.

Extraordinaire manœuvre qui permet de relâcher le bras tout entier ainsi que l'épaule.

Difficile à faire si la personne a du mal à lâcher prise. Dans ce cas, s'en tenir au lancer de l'avant-bras, mouvement du métronome (page 57).

Cette manœuvre « les bras m'en tombent » permet un lâcher-prise important qui va bien au-delà du membre supérieur.
Le diaphragme et la respiration sont concernés.
L'ensemble de la personne ressent cette impression d'abandon, de détente totale.

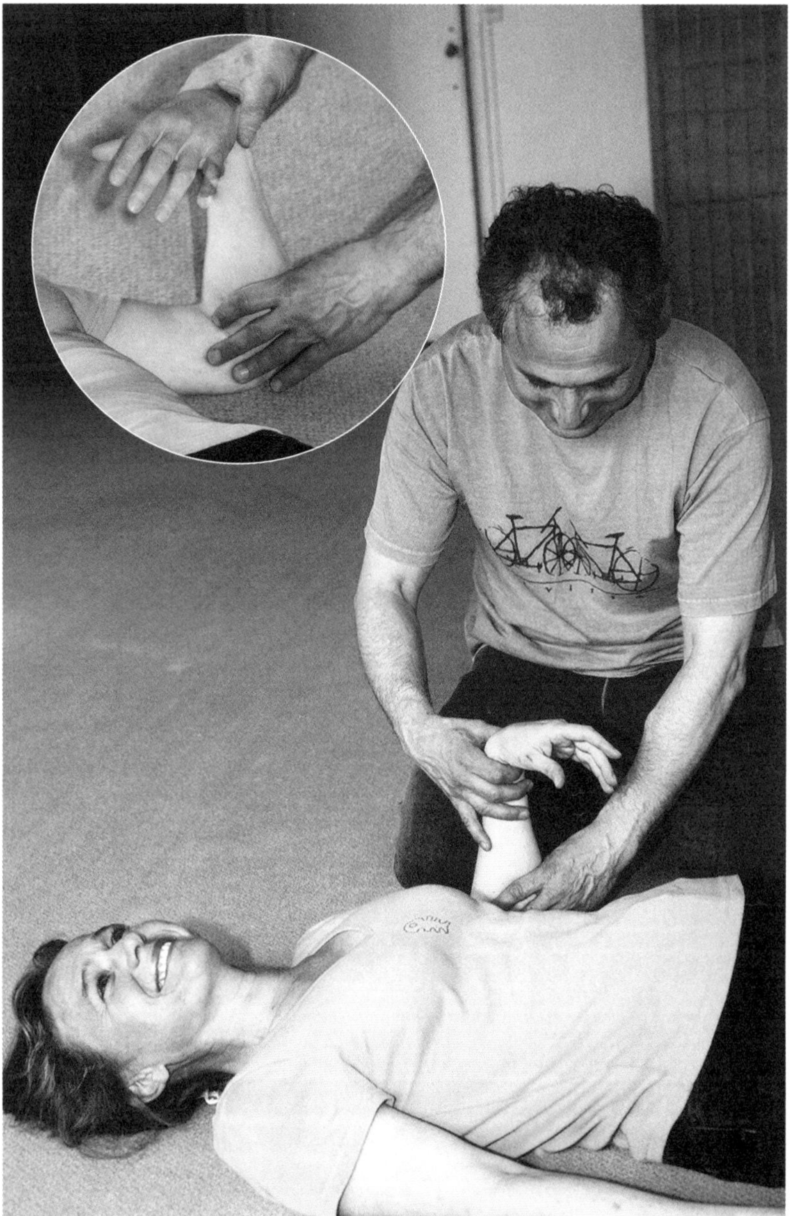

Le poignet et la main

Receveur

Vous êtes allongé sur le dos.

Donneur

Vous êtes à genoux au niveau du thorax du receveur.

Vous soulevez l'avant-bras de votre partenaire, le coude restant sur le sol, maintenue par une de vos mains. Votre autre main qui maintient fermement le poignet, imprime un mouvement rapide de la main, qui ballote autour de son axe.

Ce mouvement détend la main, les doigts et le poignet. Il donne une sensation inhabituelle de relâchement des tensions de cette partie du corps trop souvent crispée. Le mouvement un peu rapide permet de faire lâcher prise plus facilement. (Entraînez-vous en « lançant » vous-même ainsi votre propre main.)

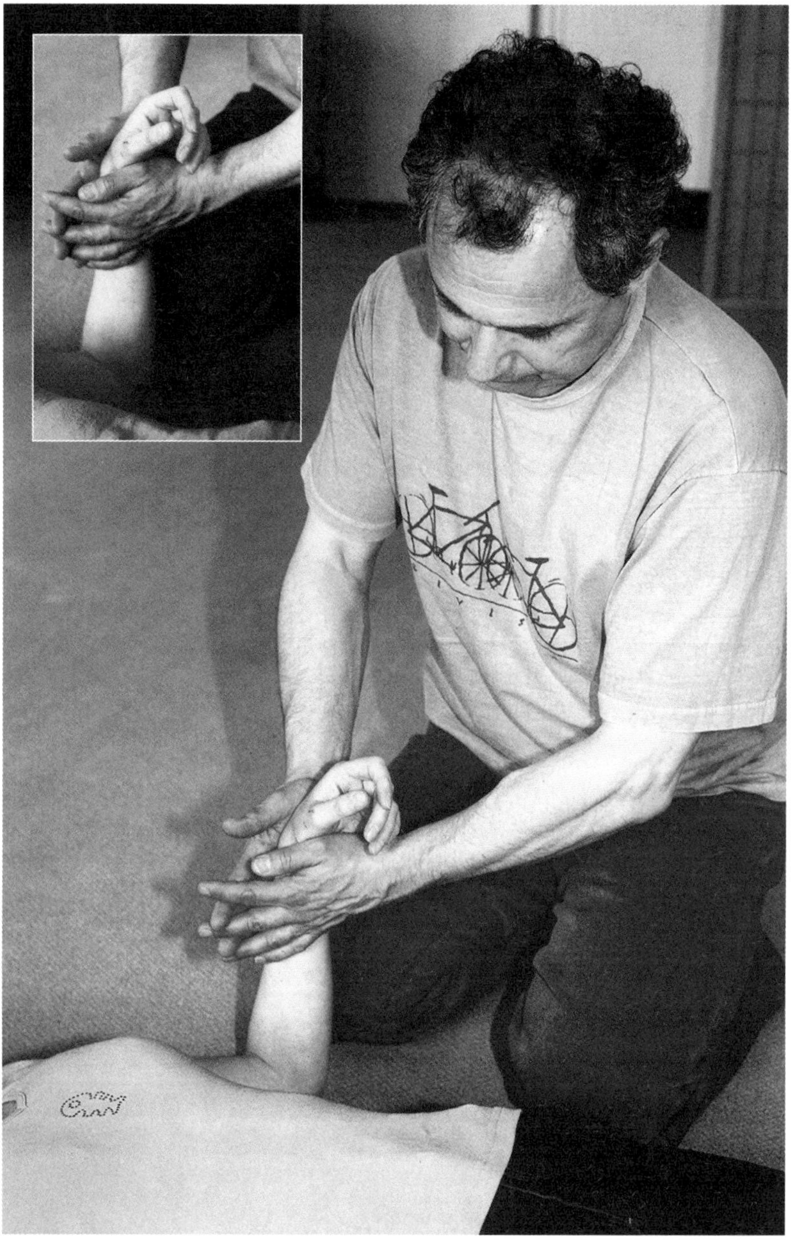

Variante douce, le poignet et la main

Receveur

Vous êtes allongé sur le dos.

Donneur

Vous êtes à genoux au niveau de la taille du receveur.

Vous soulevez l'avant-bras de votre partenaire, le coude restant sur le sol.

Placez et maintenez le poignet de votre partenaire entre vos deux paumes et imprimez un mouvement de rotation-massage-doux du poignet. La main va ballotter, détendue, libre.

C'est un bon moyen de détendre de façon hyper-agréable la main et le poignet, tout en douceur et avec sensualité en donnant une impression de grande sécurité.

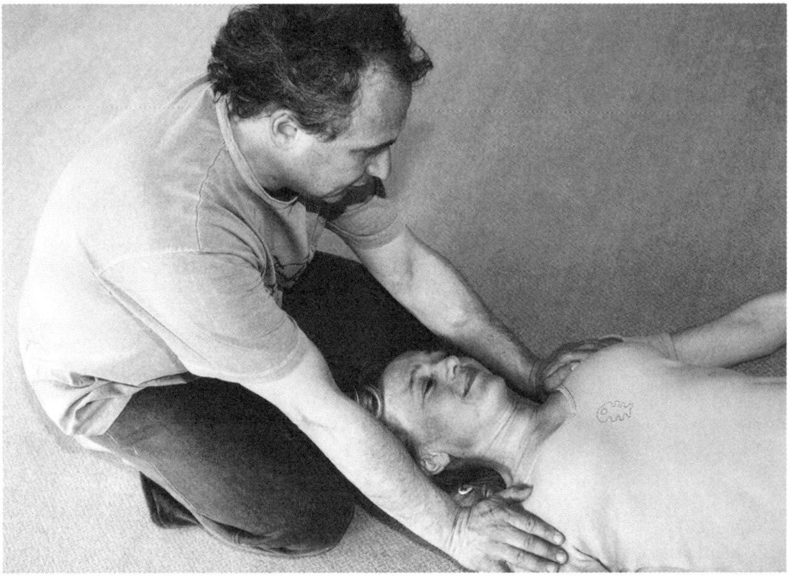

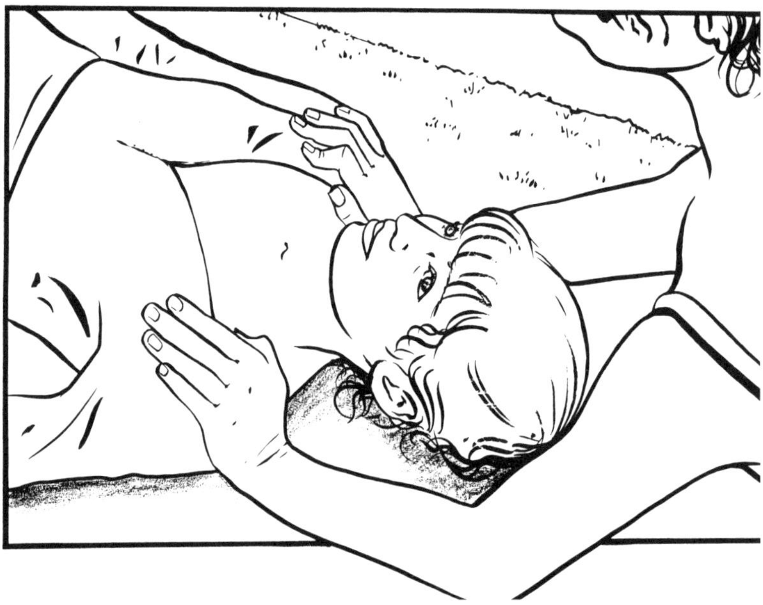

Les épaules et le cou (les « pattes de chat »)

Receveur

Vous êtes allongé sur le dos.

Donneur

Vous êtes à genoux derrière le receveur à la hauteur de sa tête.

Vos mains empaument les épaules (vos poignets très proches du sol) que vous poussez légèrement, sans les lâcher, d'un côté puis de l'autre, progressivement, tout en balançant votre corps de chaque côté (un peu comme le fait un chat qui s'étire, mais sans sortir les griffes !).

Pratiquez cette manœuvre sublime, très lentement, sans chercher à pousser mais simplement en laissant aller votre corps tranquillement, à droite puis tranquillement à gauche, puis de nouveau à droite…).

Le mouvement s'exécute parallèlement au sol.

Cette manœuvre qui abaisse les épaules, « grandit le cou », ainsi exécutée provoque une sensation de bien-être immédiat, relâche les épaules et la respiration.

Variante

Vvos mains sont posées tout en haut du thorax, un peu au-dessus des aisselles, et la pression se fait, très en douceur, cette fois-ci vers le sol, perpendiculaire au corps, une fois à droite, une fois à gauche, provoquant un étirement des pectoraux qui ne sont pas souvent sollicités et une ouverture du haut du thorax.

Deuxième partie :

Étirer
(les stretchs)

Introduction

L'ORDRE CHOISI dans ce livre pour présenter les manœuvres de stretch massage est de bas en haut du corps, en commençant donc par les jambes. Toutefois, ce n'est pas une nécessité. Vous pouvez suivre un autre ordre, d'autant plus qu'il n'est pas obligatoire de faire tout le corps à chaque séance. La seule chose à proscrire serait d'être flou, imprécis et de passer par exemple d'une jambe à un bras, pour revenir à l'autre jambe, etc.

L'effleurage avant l'étirement proprement dit est destiné à entretenir la mise en confiance obtenue par les manœuvres préparatoires. En outre, cet effleurage permet de faire prendre conscience à la personne, au niveau de son schéma corporel, de la partie de son corps qui va être sollicitée. Cet effleurage, indiqué pour les jambes, est conseillé de même pour toutes les autres manœuvres de stretch massage que vous pratiquerez. Il n'est pas obligatoire.

En fait vous adapterez votre façon de faire en fonction de la personne et vous irez d'autant plus vite à l'essentiel que la personne se relâche facilement ou est habituée à recevoir le stretch massage.

L'accord respiratoire

Avant de démarrer les stretchs, il est bon de trouver un « accord respiratoire » entre les deux partenaires.

Pour cela, le receveur est allongé sur le dos.

Quant à vous, le donneur, vous êtes à genoux sur le côté de votre partenaire. Vous posez délicatement une main sur le haut du ventre, un peu en dessous du plexus solaire, et vous suivez sa respiration.

Attendez que s'établisse un accord entre vos deux respirations, et qu'un rythme régulier soit trouvé. (Le donneur n'impose pas son rythme d'autant plus s'il est rapide.)

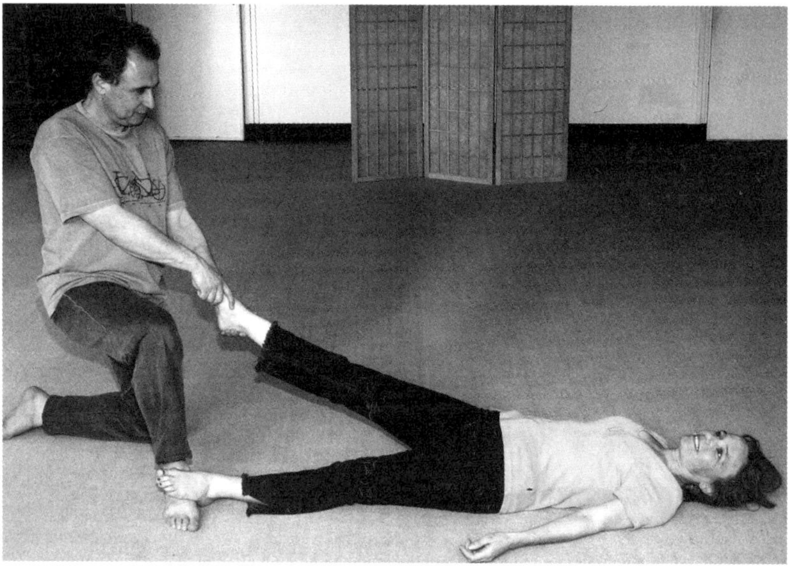

La jambe

Receveur

Vous êtes allongé sur le dos.

Donneur

Vous êtes à genoux aux pieds du receveur. Vous procédez d'abord à un effleurage de la jambe. L'une de vos mains empaume le talon pour soutenir le pied, mais en veillant à ne pas pincer. L'autre vient sur le dessus du pied. Puis vous basculez progressivement en arrière sur l'expiration, ce qui provoque un étirement de la jambe dans son ensemble et du pied dans le prolongement. Vous n'utilisez donc pas la force de vos bras. Vous procédez à cet étirement sur quatre ou cinq expirations.

Variante

Au lieu que le pied soit allongé, il peut être fléchi. Vous favorisez alors un étirement de la musculature postérieure de la jambe. La main qui est en dessous étire la jambe au niveau du talon et l'autre, dessus, fléchit le pied, accentuant donc l'étirement.

Vous faites la manœuvre sur une jambe, puis de l'autre.

La variante est intéressante car c'est la partie postérieure de la musculature qui est le plus mise à l'épreuve par la pesanteur et qui a le plus tendance à être rétractée. Elle a moins besoin d'être musclée que d'être relâchée. En cas de crampe du mollet, cette manœuvre est recommandée.

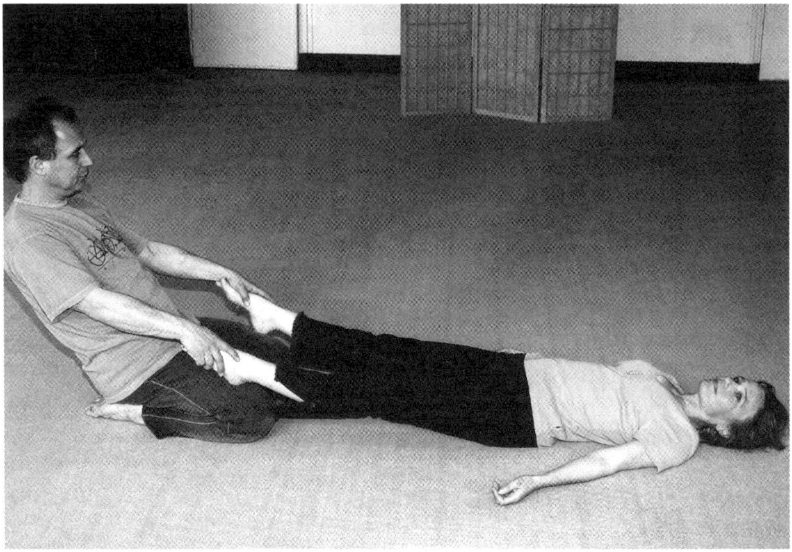

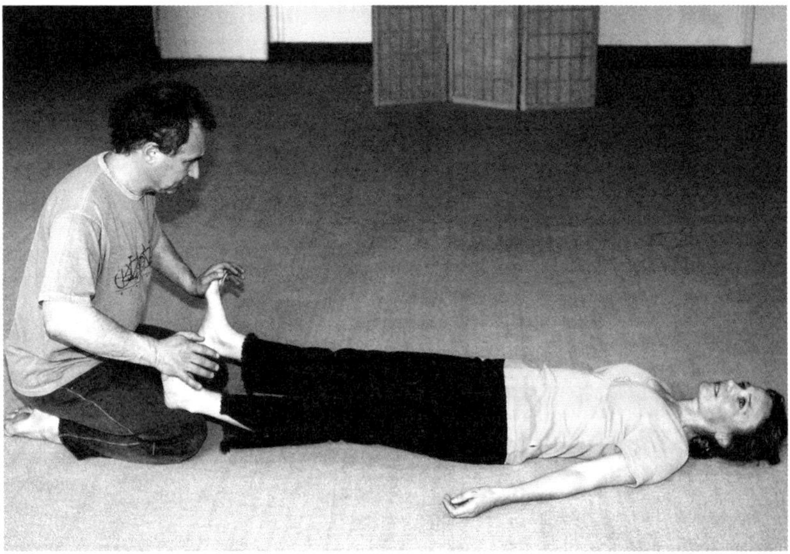

Les deux jambes à la fois

Receveur

Vous êtes allongé sur le dos.

Donneur

Les deux talons de votre partenaire sont posés sur vos cuisses et vos deux mains prennent les pieds par le dessus. Puis votre corps bascule en arrière sur l'expiration, amenant un étirement global des deux jambes et des pieds dans le prolongement.

Variante

Comme pour la manœuvre précédente vous pouvez aussi procéder par la variante (qui étire les muscles postérieurs) en poussant en avant sur les pieds, toujours en basculant votre corps.

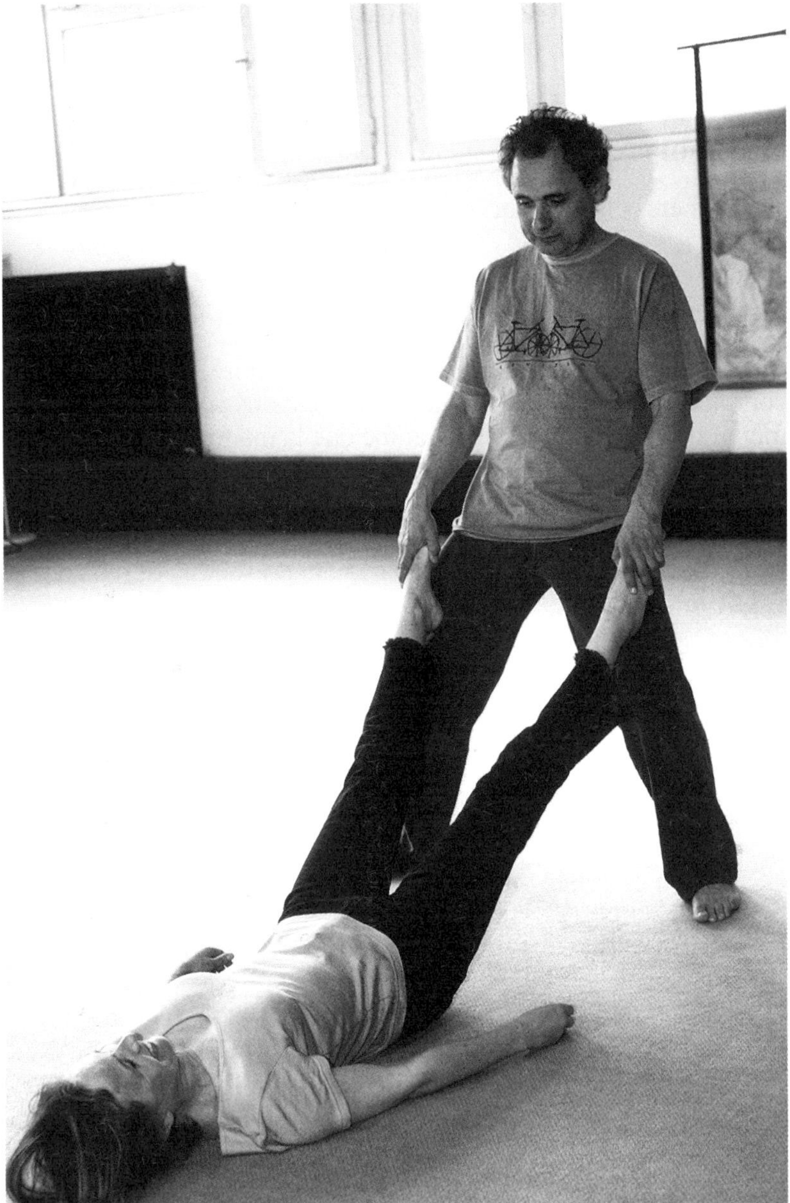

Les deux jambes à mi-hauteur, (le « cavalier »)

Receveur

Vous êtes allongé sur le dos.

Donneur

Si vous voulez prendre plus de temps, faire une séance plus complète ou varier d'une séance à l'autre, vous pouvez effectuer le même style d'étirement de la jambe que la manœuvre précédente, mais à mi-hauteur. Vous êtes maintenant debout, genoux fléchis. Vous soulevez les jambes en les maintenant bien, talon dans la paume, et vous vous laissez légèrement balancer en arrière ; « c'est la position du cavalier ». Ce balancement est rendu possible par le contrepoids du corps de votre partenaire étendu sur le sol.

Variantes

Vous pouvez étirer une jambe après l'autre.

L'étirement des jambes peut se faire dans l'axe du corps, mais aussi en ouverture à 30, 40, ou 50°, et à différentes hauteurs.

En changeant le plan de traction, vous sollicitez des groupes musculaires différents. Plus vous soulevez en hauteur, plus vous étirez les muscles postérieurs (hauts des cuisses et fesses). Cette manœuvre est donc par exemple déconseillée en cas de sciatique.
Un étirement plus en ouverture travaille davantage sur les muscles de l'intérieur des cuisses.
Nota : Il arrive que des personnes trop cambrées supportent mal les manœuvres au ras du sol. La mi-hauteur est alors indiquée.

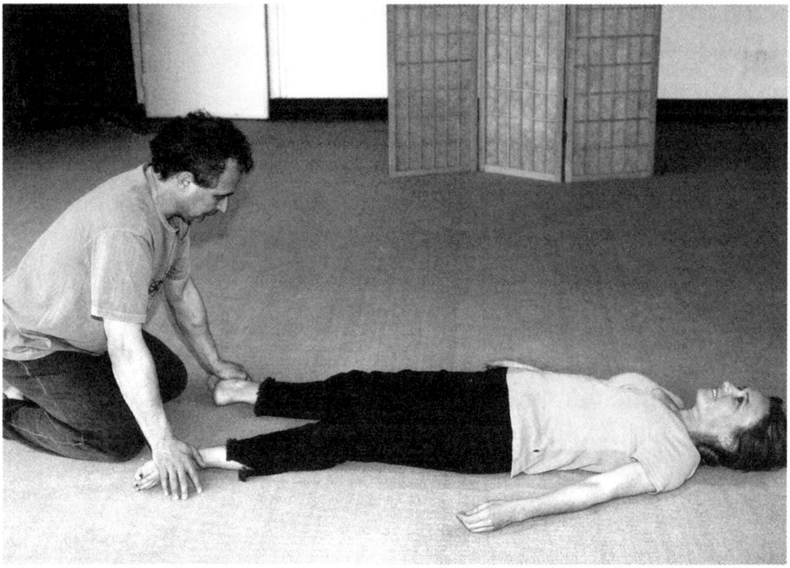

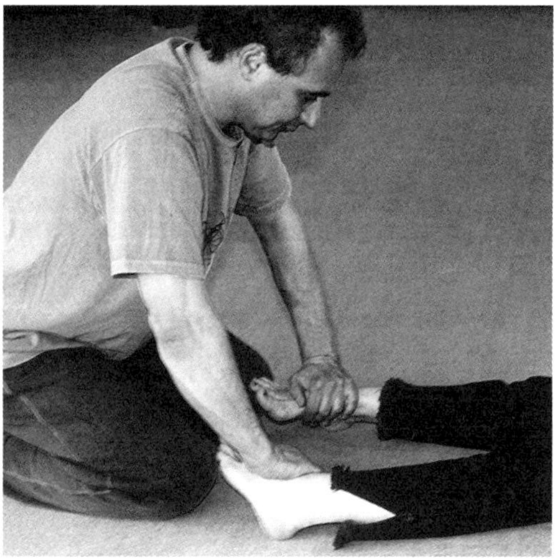

Rotation au sol des jambes (l'« essuie glace »)

Receveur

Vous êtes allongé sur le dos, les jambes légèrement écartées.

Donneur

Vous êtes à genoux et vos mains sont posées sur le bord intérieur du milieu du pied. Progressivement, en quatre ou cinq étirements sur l'expiration, le pied va tourner vers l'extérieur et le sol. Comme toujours, la pression est créée non pas en force mais par le poids de votre corps que vous laisser aller en avant.

Variante (en rotation interne) :

Vos mains empaument un peu plus les pieds que précédemment. Ne cherchez pas à aller aussi loin que dans la rotation externe, simplement pour des raisons anatomiques.

Vous procédez sans forcer en trois ou quatre étirements, et c'est, cette fois, le bord interne du pied qui va se rapprocher du sol.

Dans la rotation externe, la personne sent un étirement beaucoup plus important sur toute la partie interne des jambes et sur le bord interne des pieds.
Dans la rotation interne, la personne sent un étirement beaucoup plus important sur toute la partie externe des jambes et sur le bord externe des pieds.
Ces deux manœuvres sur les jambes sont plus précises que les précédentes et les approfondissent. Il ne conviendrait donc pas de les faire au début d'une séance.

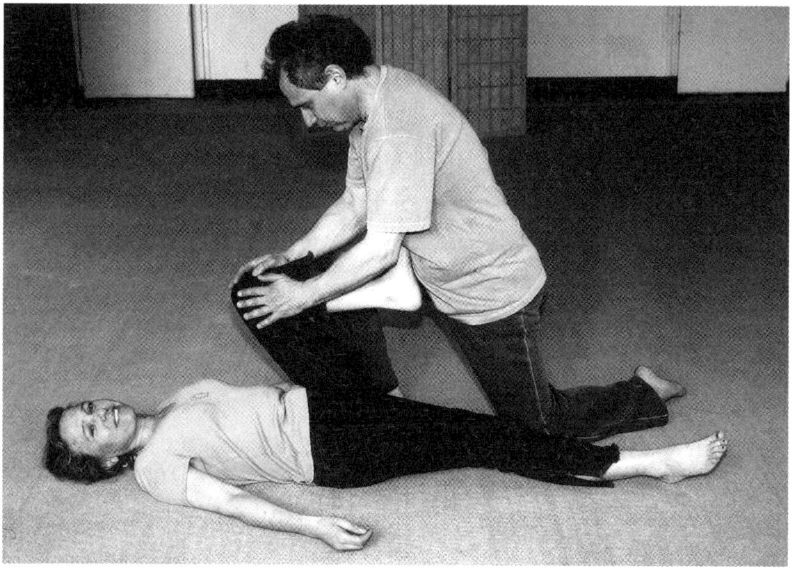

La jambe vers le thorax

Receveur

Vous êtes allongé sur le dos.

Donneur

Vous êtes sur un genou. Vous prenez une jambe et vous la fléchissez pour la ramener sur le thorax. Vous calez bien le pied contre votre ventre. Puis vous basculez votre corps en avant sur « l'expir » et cette bascule donne une flexion un peu forcée de la cuisse sur le thorax, de la jambe sur la cuisse et du pied. Il y a donc combinaison de plusieurs étirements.

Le fait que le pied repose contre votre ventre est agréable pour la personne et libère vos mains pour maintenir le genou et veiller à ce qu'il ne tombe pas vers l'extérieur.

Il n'est pas nécessaire d'aller trop loin dans ce mouvement. Si la jambe opposée commence à se plier, c'est qu'elle compense. De cette façon, vous procurez aussi un léger étirement à la jambe opposée, celle qui reste au sol.

Vous exécutez cette manœuvre sur une jambe, puis sur l'autre.

Ce mouvement provoque un étirement important de la fesse, du haut de la cuisse et même de la région lombaire. C'est une bonne manœuvre d'assouplissement pour les sportifs, danseurs, etc.

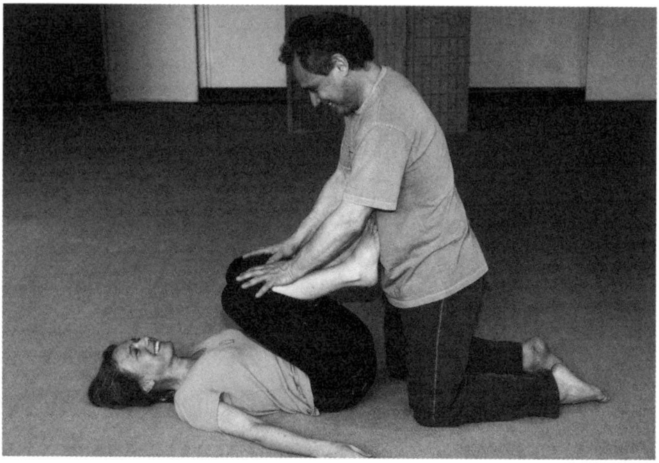

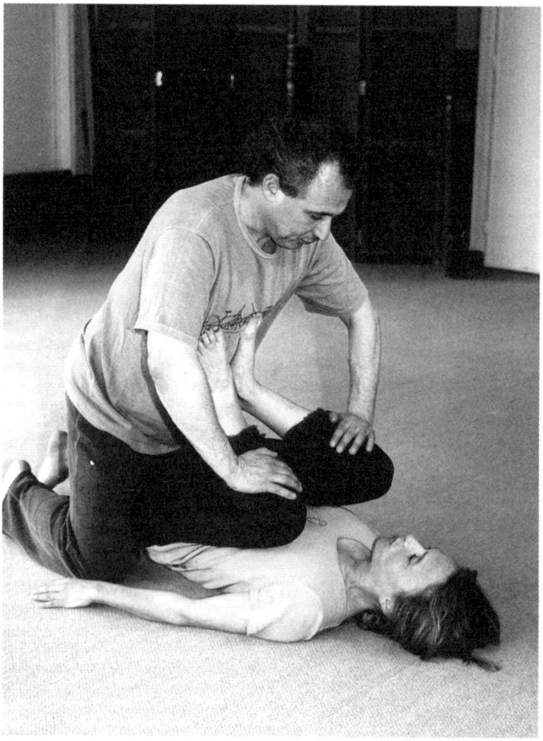

Les deux jambes ensemble

Receveur

Vous êtes allongé sur le dos.

Donneur

Vous êtes à genoux, puis cette manœuvre s'exécute comme la précédente, mais cette fois vous prenez vos deux jambes à la fois.

Cette manœuvre n'amène bien entendu pas l'effet d'étirement de la cuisse aussi important que dans la manœuvre précédente. Elle est plus facile à effectuer puisqu'il n'y a plus de retenue exercée par l'autre jambe au sol.

L'étirement est moindre au niveau des fessiers, mais les lombaires et même une bonne partie du dos sont sollicitées. La cambrure lombaire est effacée. Cette manœuvre est donc plus intéressante pour les problèmes de tensions de cette zone. L'étirement doit être fait progressivement.
Après trois ou quatre manœuvres, qui permettent d'arriver au maximum de flexion des jambes sur le thorax, le receveur peut rester maintenu dans cette position par votre poids quelques instants, les lombaires bien à plat sur le sol. Dans cette position, relâcher la pression un « chouia », pour laisser l'inspiration (thoracique et ventrale s'effectuer sans trop de contrainte).

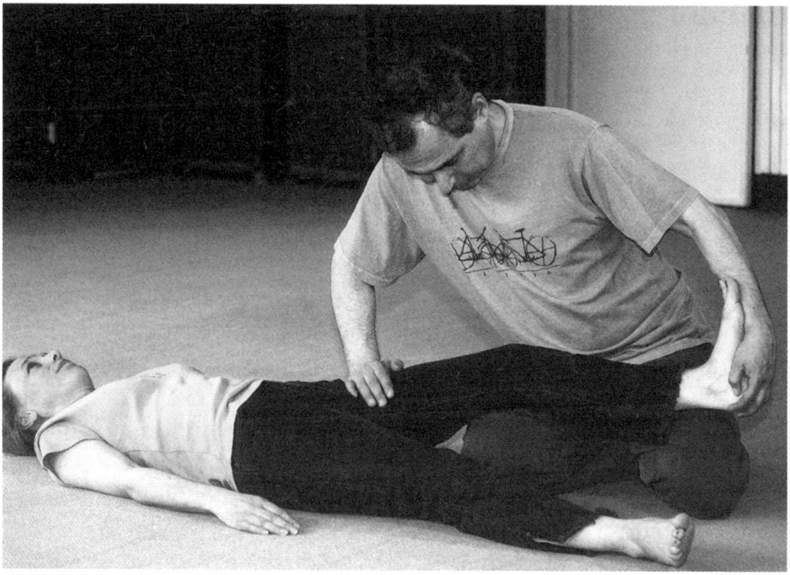

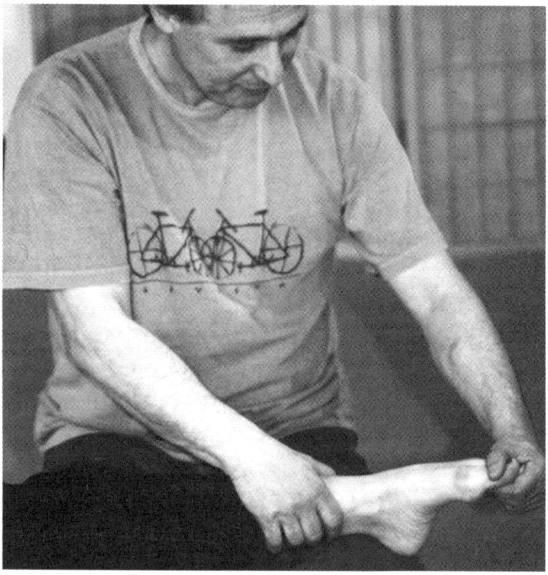

La cheville et le pied

Receveur

Vous êtes allongé sur le dos.

Donneur

Vous êtes assis à genoux, la jambe de votre partenaire repose sur vos cuisses, parfaitement détendue (même position que page 41). Maintenez d'une main sur le genou ou la cuisse, la jambe. L'étirement va porter sur le mollet et le tendon d'Achille.

Le talon de votre partenaire repose dans la paume de votre main. Vous placez votre avant-bras contre sa voûte plantaire et ses doigts de pieds. Quand vous basculez votre corps sur le côté, à l'expiration, vous entraînez le pied et étirez les muscles postérieurs de la jambe.

Cette manœuvre amène aussi l'étirement de la voûte plantaire, très bénéfique du fait de la richesse de cette zone en points réflexes.

Variante

La manœuvre contraire permet de relâcher le tendon d'Achille au lieu de l'étirer. La position du receveur est la même. D'une main, vous maintenez sa cheville et l'autre est posée sur le dessus de son pied pour l'étirer dans l'allongement de la jambe. Votre corps bascule cette fois dans l'autre sens et provoque l'étirement du « coup de pied ». Après avoir procédé à ces divers étirements, n'hésitez pas à faire un petit massage de délassement des pieds.

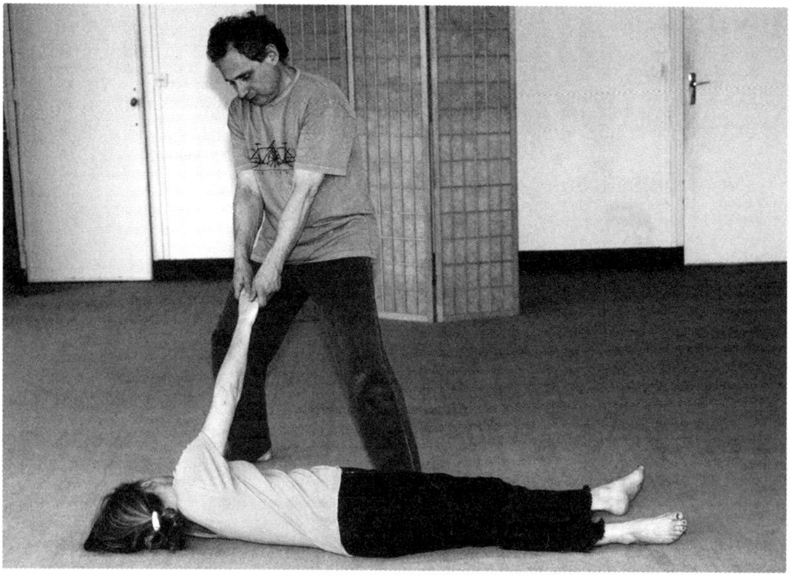

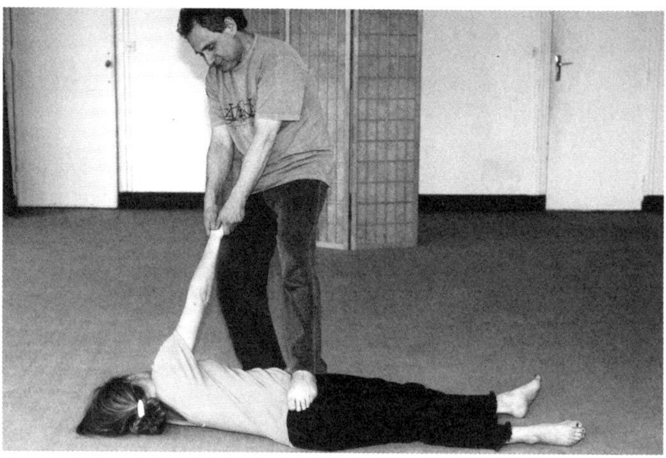

Le dos

Receveur

Vous êtes allongé sur le dos.

Donneur

Vous êtes debout, en position stable, sur un côté du receveur et vous prenez le bras du côté opposé. Vous le tenez par les doigts avec les deux mains pour avoir une bonne prise sans faire mal aux doigts. Vous cherchez à décoller progressivement l'épaule, puis l'omoplate, le haut du dos et finalement une bonne moitié du dos, en basculant tranquillement le poids de votre corps en arrière. Si l'étirement concerne la moitié du dos, votre partenaire doit laisser rouler sa tête. (Il est important dans cette manœuvre qu'il lâche bien prise.)

Vous relâchez l'étirement simplement en laissant le poids de votre corps revenir vers l'avant. La pesanteur permet alors au dos de votre partenaire de retomber doucement sur le sol.

À faire trois ou quatre fois.

Vous passez ensuite à l'autre bras.

L'étirement concerne ici le bras, l'épaule, les muscles du haut du dos et il est tout en souplesse. Il se double d'une légère et douce torsion du dos car le bassin reste au sol.

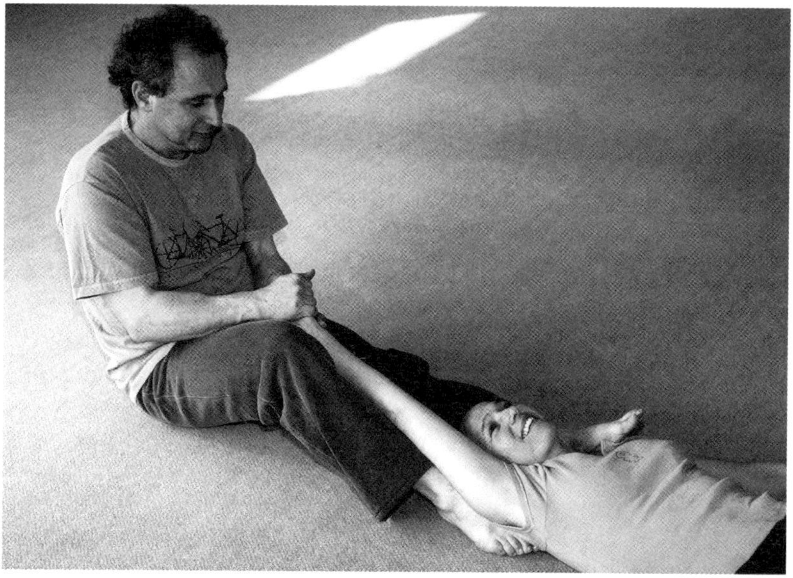

Le bras

Receveur

Vous êtes allongé sur le dos.

Donneur

Vous êtes assis derrière votre partenaire, vos jambes allongées. Vos pieds viennent se caler contre son corps, l'un contre le haut du dos, l'autre sous l'omoplate, près de l'aisselle.

Trouvez une position qui ne gêne pas votre partenaire et vérifiez que vos pieds ne sont pas froids.

Vous empoignez sa main, pas le poignet, avec vos deux mains, puis étirez le bras en douceur sur l'expiration, en basculant le poids de votre corps en arrière ; trois ou quatre stretchs, très progressifs.

Vous passez ensuite à l'autre bras.

Cette manœuvre étire le bras et le côté du thorax, rarement sollicité.

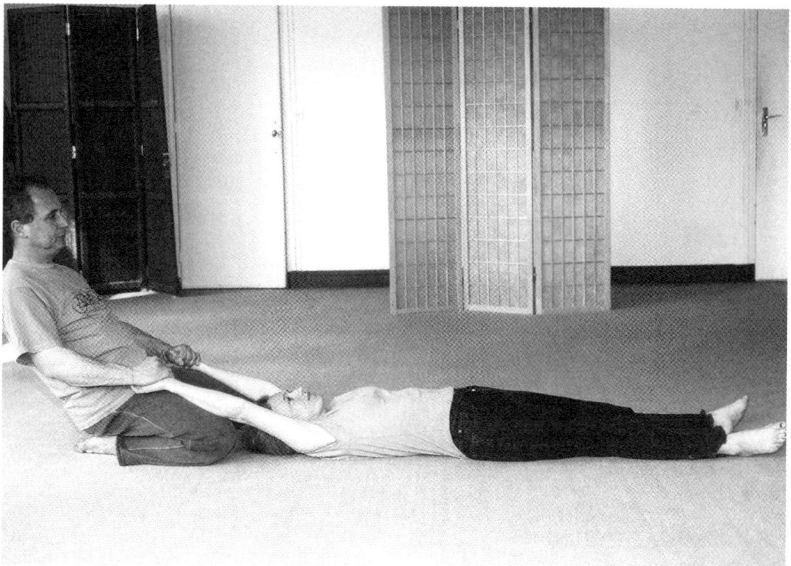

Les deux bras à la fois

Receveur

Vous êtes allongé sur le dos.

Donneur

Vous êtes à genoux derrière votre partenaire. Vous empoignez les pouces et les paumes et, sur l'expiration, vous étirez les bras en arrière, parallèlement au corps, en vous laissant vous-même aller en arrière. Puis pendant l'inspiration, vous relâchez légèrement pour gagner un peu plus lors de l'expiration suivante et ainsi de suite.

Répétez ce mouvement plusieurs fois en essayant de gagner quelques centimètres, sans forcer pour autant.

En empoignant les pouces et les paumes, la prise est meilleure, elle vous évite de pincer ou de glisser.

Cette manœuvre permet un bon étirement des bras, partie antérieure en particulier, et du thorax tout entier.

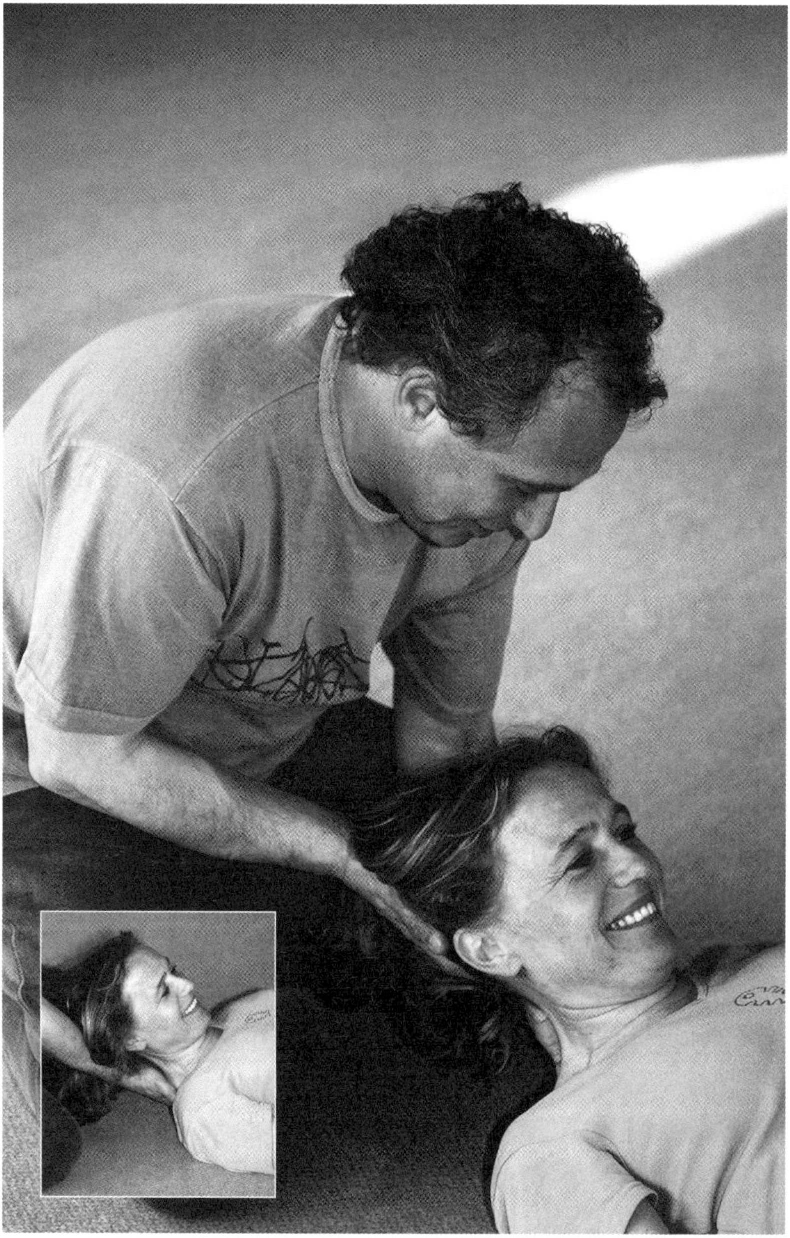

La nuque et le haut du dos

Receveur

Vous êtes allongé sur le sol.

Donneur

Vous êtes à genoux derrière la tête de votre partenaire. Vous soulevez la tête, puis la soutenez seulement avec une main. Elle doit reposer lourdement dedans, ce qui est signe de lâcher prise.

La main libre se glisse au sommet du dos, entre les épaules. Lentement, vous la remontez vers la base du cou (le bas du crâne) en étirant toute cette zone par une pression glissée.

Cette main remplace alors l'autre pour venir soutenir la tête et la main libérée exécute à son tour le même mouvement d'étirement de la nuque, mais en cherchant à aller un peu plus loin, à se glisser plus bas encore entre les deux omoplates.

Cette manœuvre s'exécute sur un rythme régulier cinq ou six fois, ou plus, sans généralement tenir compte de l'expir.

L'étirement concerne le cou, le haut du dos. C'est une excellente manœuvre pour les problèmes de tensions et les douleurs dans la nuque et le haut du dos, les torticolis bénins. C'est un «véritable» stretch massage puisque la main cette fois-ci se déplace le long de la nuque étirée.

Variantes (stretch plus poussée)

1) Stretch du cou et du haut du dos : Vous soulevez la tête avec les deux mains progressivement plus haut en quatre ou cinq expir.

2) Vos doigts viennent se «crocheter» sur le bord du crâne. Vous exercez un étirement longitudinal à ras du sol en laissant aller le poids de votre corps en arrière.

Cette manœuvre un peu plus spécifique limite la traction au cou et aux vertèbres cervicales. Il s'agit bien sûr d'un étirement léger, qui se pratique en douceur. Il peut être bénéfique en cas de maux de tête.

EN COMPLÉMENT… :

Manœuvres supplémentaires

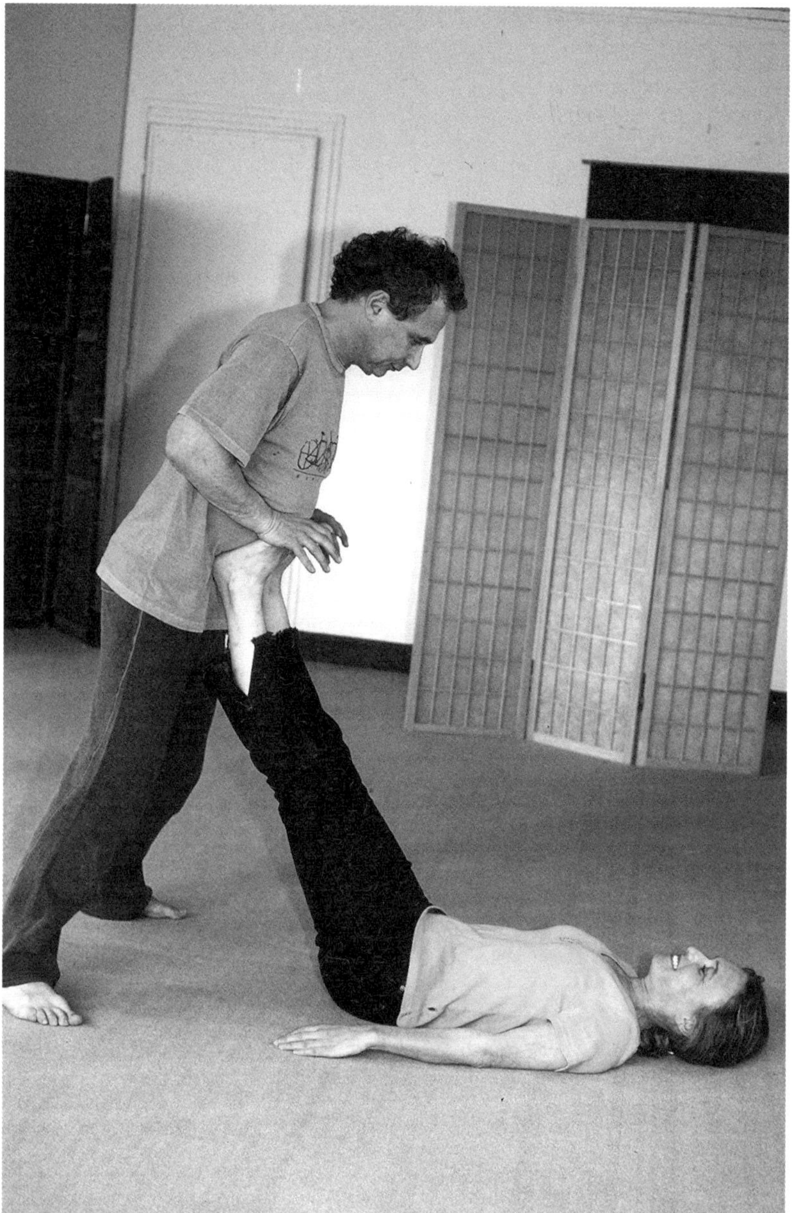

Grand stretch des jambes

Receveur

Vous êtes allongé sur le dos.

Donneur

Vous êtes debout devant les pieds de votre partenaire. Vous soulevez les jambes verticalement, vous les calez contre votre ventre et vous les maintenez dans vos paumes.

Vous allez, en balançant votre corps en avant provoquer un fort étirement de la partie postérieure des deux jambes (membres inférieurs dans leur ensemble).

Ce mouvement est à proscrire en cas de sciatique.

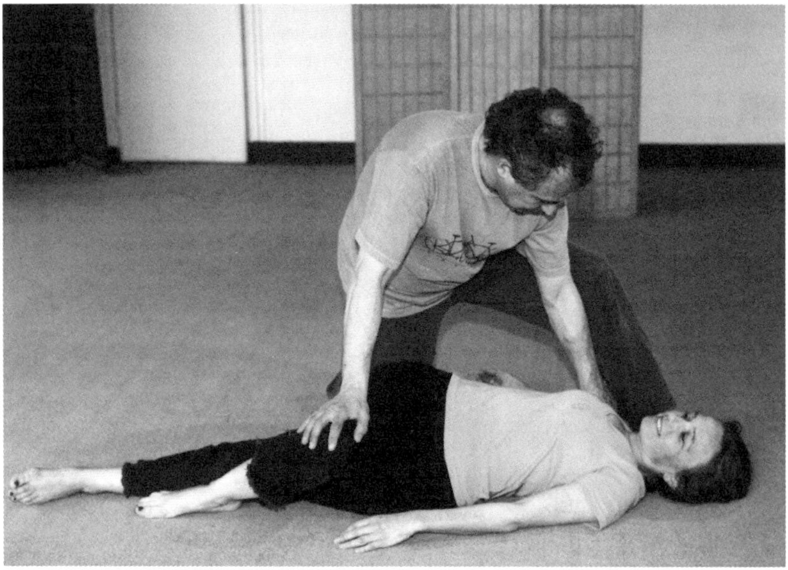

Douce torsion

Receveur

Vous êtes allongé sur le dos, une jambe fléchie.

Donneur

Vous vous placez sur un genoux du côté de la jambe que vous allez fléchir et vous allez l'amener progressivement au-dessus de l'autre jambe en maintenant bien l'épaule au sol.

Cette manœuvre peut se faire sur « l'expir » ou simplement en maintenant la position quelques instants. Vous passez ensuite à l'autre jambe.

Cette manœuvre permet une torsion du dos, en douceur, parce que progressive.

Elle détend bien le dos et les lombaires, étire une partie (externe) du thorax. En revanche, elle est déconseillée en cas de lumbago aigu (bien qu'elle puisse, si elle est pratiquée du bon côté, parfois « libérer » le blocage douloureux, manœuvre réservée au professionnel).

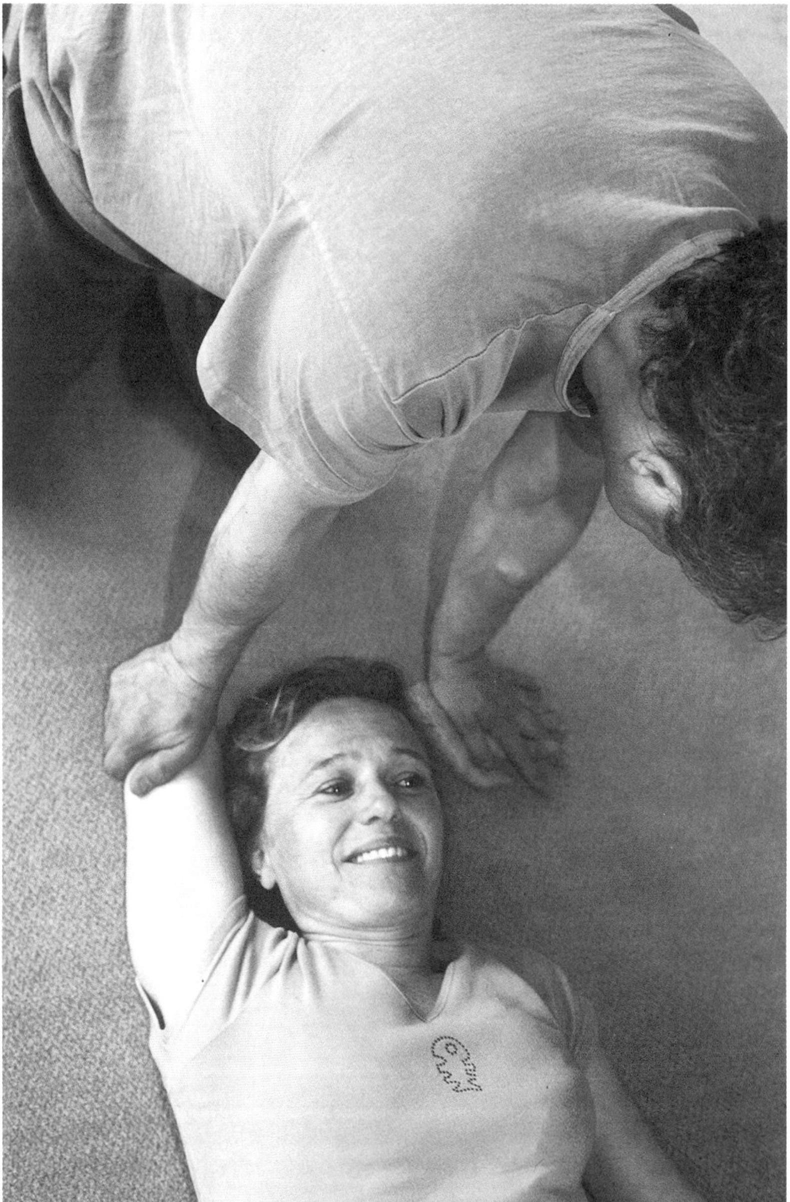

Pression « shiatsu[1] » sur le bras

Receveur

Vous êtes allongé sur le dos. L'un de vos bras entoure votre tête, paume vers le haut.

Donneur

Vous êtes à genoux à la tête de votre partenaire. Vous maintenez sa main en posant votre paume contre la sienne. Votre autre main exerce une série de pressions en partant un peu au-dessus de l'aisselle et en allant jusqu'au coude, qui se trouve progressivement plaqué au sol. La pression est exercée en basculant régulièrement le poids de votre corps et elle est rythmée par « l'expir ». (C'est sur le mode de la technique du shiatsu.)

Cette pression entraîne un très fort étirement de tout le bras, ainsi que du thorax dans sa partie supérieure et externe.

1. Méthode thérapeutique japonaise consistant à appliquer les doigts par pression sur certains points du corps.

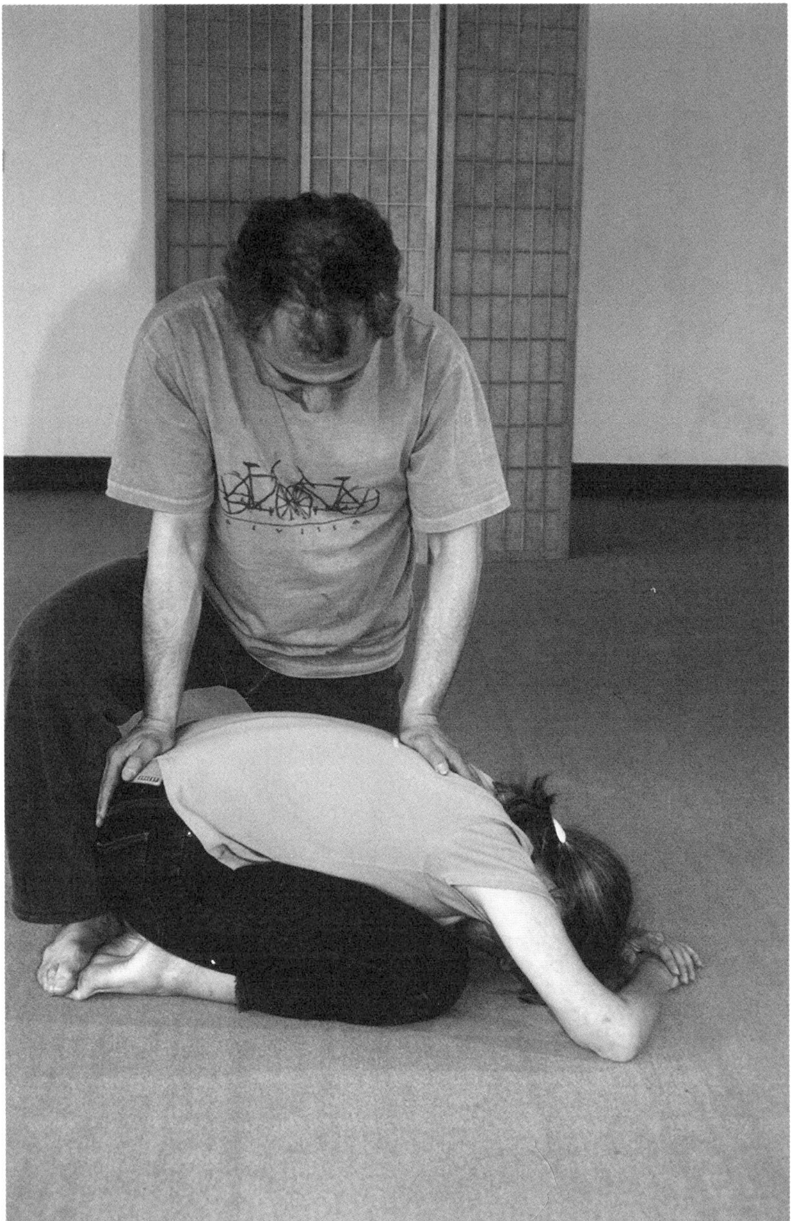

Le dos
(la méthode Shiatsu)

Receveur

Vous êtes à genoux, le front, les bras et les mains reposent sur sol (position de l'œuf).

Donneur

Vous êtes à genoux sur le côté. Vous posez une main calée contre le sacrum en le maintenant fermement, doigts dans l'axe du corps. Vous posez l'autre main au sommet du dos, entre la base des omoplates. Les doigts sont en directions opposées.

La pression que vous exercez grâce au poids de votre corps – qui vient progressivement se projeter au-dessus du dos de votre partenaire – provoque un étirement que vous pouvez accentuer progressivement au fur et à mesure de votre balancement en avant (vous relâchez juste un «chouia» sur l'inspiration). Le mouvement est très agréable, rythmé par votre balancement régulier, en accord respiratoire, avec pression naturellement, je vous le donne en mille... sur l'expir. Cette manœuvre particulièrement appréciée est intéressante pour les problèmes lombaires.

Elle est symétrique et sans aucun danger. Elle provoque un étirement de la musculature et une petite traction des vertèbres qui permet parfois de soulager des douleurs lombaires ou de sciatique.

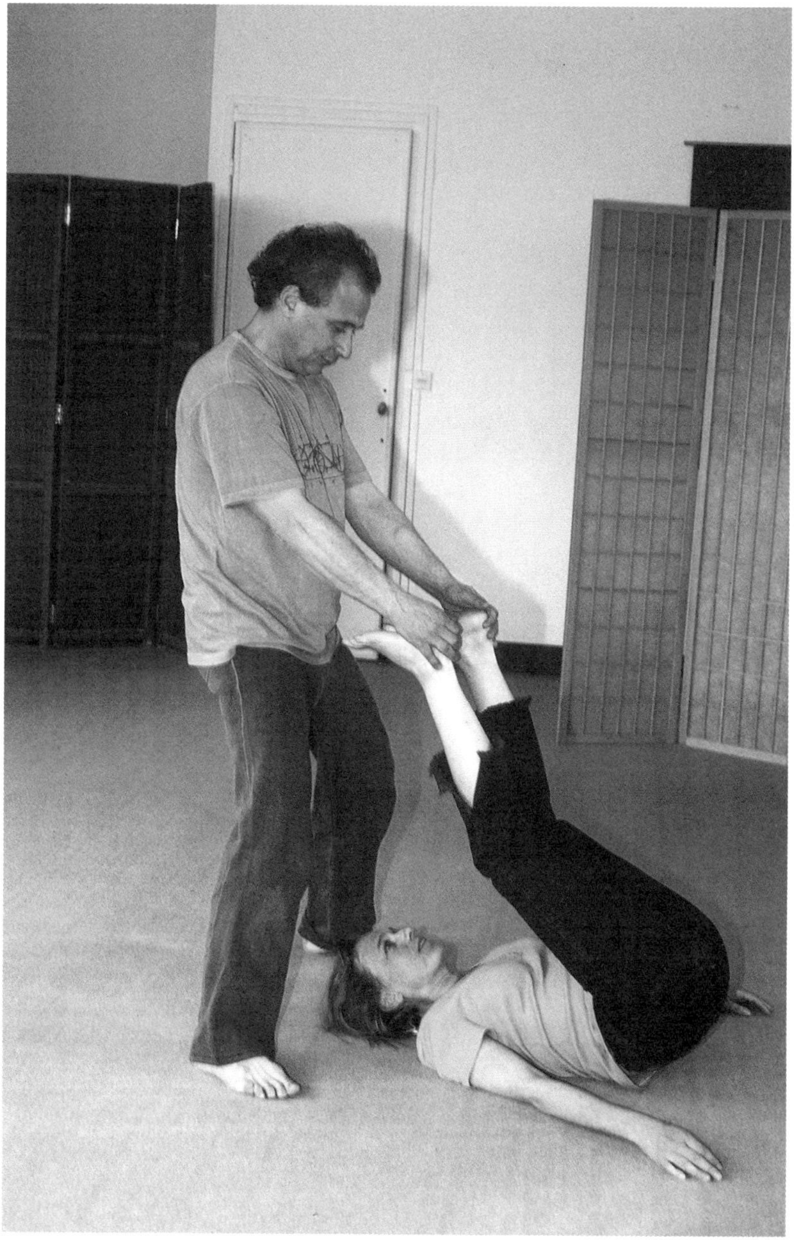

Le dos (le « culbuto »)

Receveur

Vous êtes allongé sur le dos.

Donneur

Vous êtes d'abord près des pieds de votre partenaire. Prenez et soulevez ses jambes et portez-les proche de sa tête ; Ce qui va soulever le bassin et une partie du dos.

Vous êtes maintenant debout derrière la tête du receveur, vos pieds bien à plat et comme toujours vos jambes légèrement fléchies.

Vous empoignez les talons de votre partenaire, sans crisper vos mains et doigts. Vous allez alors imprimer un mouvement d'arrière en avant (et réciproquement), ce qui va décoller un peu plus le bassin et une bonne partie du dos. Puis vous laissez revenir en avant, et repartez en arrière et ainsi de suite.

La position que vous adoptez pour pratiquer ce mouvement qui se réalise ans aucune force est un peu la même que celle du praticien de ski nautique entraîné par le hors bord et qui se maintient en équilibre en plaçant son poids du corps en arrière.

Ici, c'est bien et encore une fois le balancement tranquille de votre corps en arrière qui provoque le mouvement et non les bras qui tirent en force.

Votre partenaire peut, totalement relâché, laisser aller ses jambes fléchies (genoux proches du thorax) ou jambes légèrement tendues.

Ce mouvement qui rappelle le culbuto que tout le monde connaît, provoque un stretch de tout le dos (dos rond) et est très agréable à faire et à recevoir.
On obtient aussi une bonne détente du ventre et... une confiance en soi.

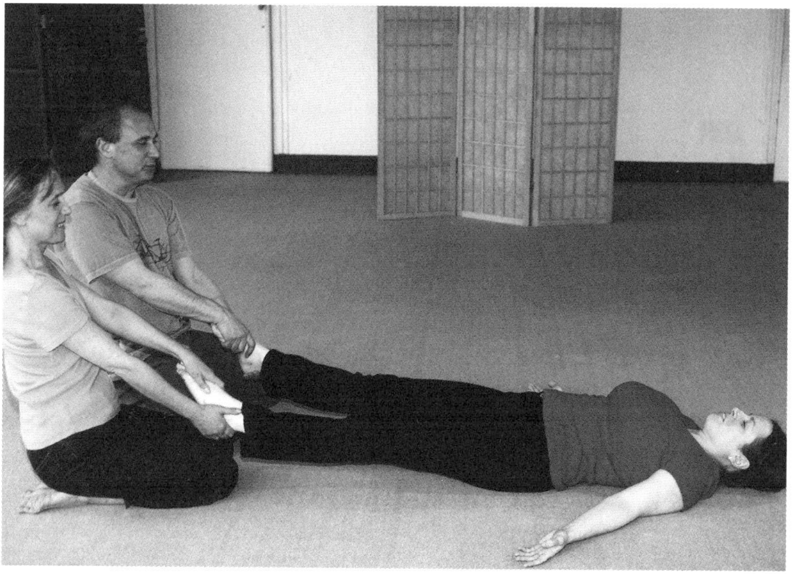

Stretch des jambes à quatre mains

Receveur

Vous êtes allongé sur le dos.

Les deux donneurs

Vous êtes à genoux aux pieds du receveur.

Vous procédez d'abord à un effleurage de la jambe. L'une de vos mains empaume le talon pour soutenir le pied, mais en veillant à ne pas pincer. L'autre vient sur le dessus du pied. Puis vous basculez en arrière sur l'expiration, ce qui provoque un étirement de la jambe dans son ensemble et du pied dans le prolongement. Vous n'utilisez donc pas la force de vos bras. Vous procédez à cet étirement sur quatre ou cinq expirations.

Vous avez intérêt à bien vous coordonner grâce à l'accord respiratoire.

En effet, ce mouvement est d'autant bien réussi quand les deux praticiens basculent en arrière en même temps et se balancent au même rythme respiratoire.

C'est un bon travail à deux, d'écoute et de solidarité.
L'étirement est encore plus marqué et particulièrement agréable.
Une façon d'associer un troisième laron à la « partie de stretch ».

Variante

Les deux donneurs peuvent s'écarter progressivement afin d'ouvrir l'angle des deux jambes. Ce qui permet de solliciter d'autres muscles en particulier les puissants adducteurs à l'intérieur.

Vous avez intérêt à varier ainsi les angles et les hauteurs pour solliciter précisément d'autres groupes musculaires et éviter la lassitude.

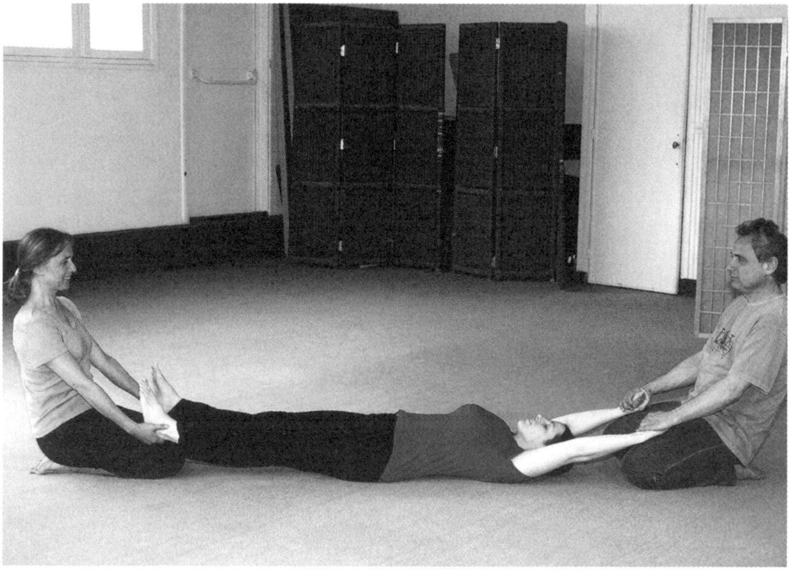

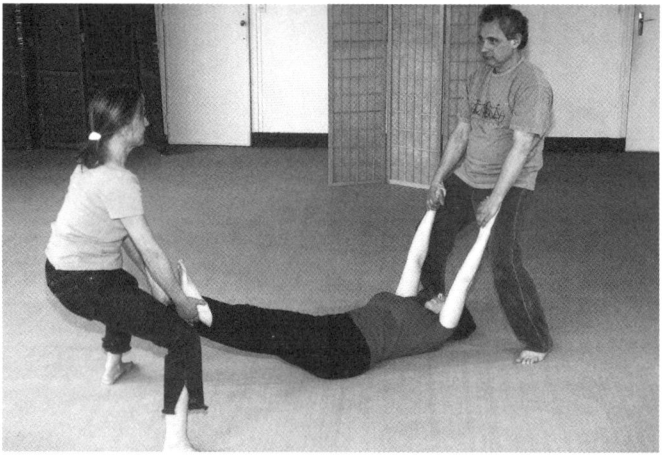

Grand double stretch (la douce « Ravaillac »)

Receveur

Vous êtes allongé sur le dos.

Les donneurs

Vous vous trouvez à chaque extrémité et vous allez imprimer les stretchs des jambes et en même temps ceux des bras.

La préparation « accord respiratoire » est d'autant plus importante car elle se joue à trois.

Vous avez intérêt à installer un rythme lent et étirer très progressivement en arrière, un peu plus à chaque stretch, en restant bien à l'écoute de votre autre partenaire « donneur ».

Ce double étirement, quand il est bien fait, est extraordinaire à recevoir et plaisant à donner.
L'impression d'étirement et d'ouverture est multipliée et donne une sensation de bien-être immédiat et considérable.

Variante

Même position que dans la manœuvre précédente mais cette fois-ci la variation peut se faire en jouant sur la hauteur, à ce moment-là les deux donneurs peuvent intervenir debout.

Fléchir les jambes et bien porter le corps en arrière, permet de réaliser dans de bonnes conditions ce grand étirement.

À l'extrême, et si vous êtes bien entraîné à pratiquer le stretch massage, si votre partenaire, le receveur, est bien relâché, alors progressivement votre double étirement en augmentant votre bascule en arrière, permet de décoller légèrement la personne au sol (sans véritablement chercher à le faire).

Faites attention que vos mains ne glissent pas, et aussi que vous ne serriez trop fort au niveau des chevilles.

TROISIÈME PARTIE :

Masser...

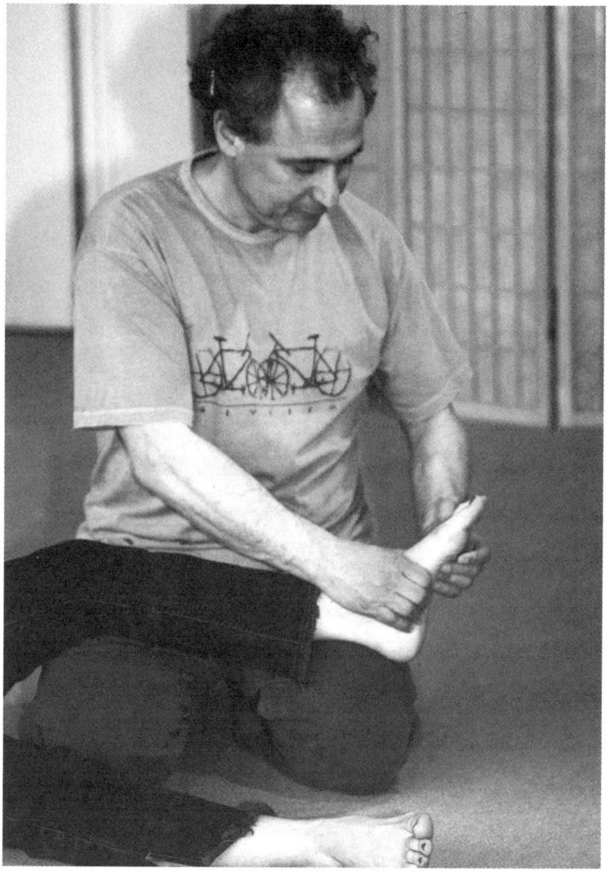

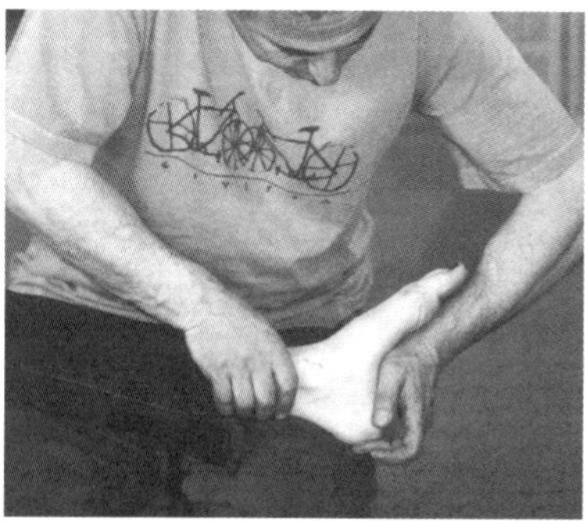

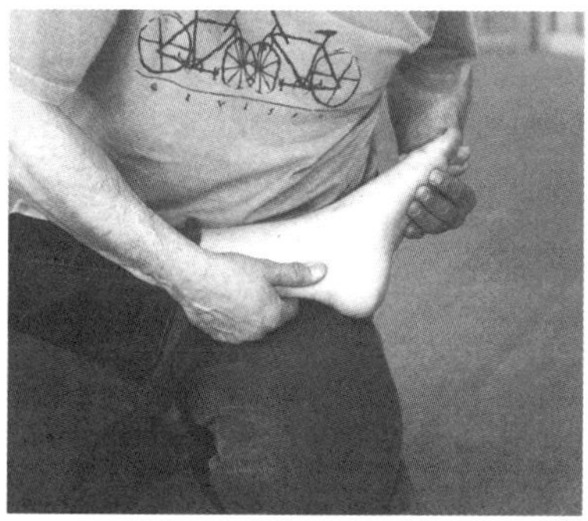

Le pied

Receveur

Vous êtes allongé sur le dos.

Donneur

Vous êtes à genoux, la jambe de votre partenaire repose sur votre cuisse.

Vous pouvez pratiquer cette manœuvre avec ou sans chaussettes.

Il suffit de prendre le pied de votre partenaire et de serrer la voûte plantaire avec tous vos doigts fermement et régulièrement comme si vous pressiez une éponge en vous déplaçant progressivement le long de la voûte plantaire.

Ensuite vous pouvez appliquer (sans chaussettes) ce « brossage » avec votre paume, cinq ou six fois de suite sans lâcher le pied. Et puis un petit massage avec le pouce et l'index du bord du tendon d'Achille et de l'articulation de la cheville seront toujours les bienvenus ! (pour cette partie vous pouvez utiliser une goutte d'huile pour que ça n'accroche pas !).

Naturellement comme pour la main, vous pouvez en faire plus, je vous renvoie à mes livres Le Massage douceur ou Le Massage minute.

Ce massage ainsi appliqué vous donnera instantanément l'impression agréable de soulagement et d'allégement dans les jambes. Les pressions fermes stimulent la circulation du sang et ont un effet défatigant notable.

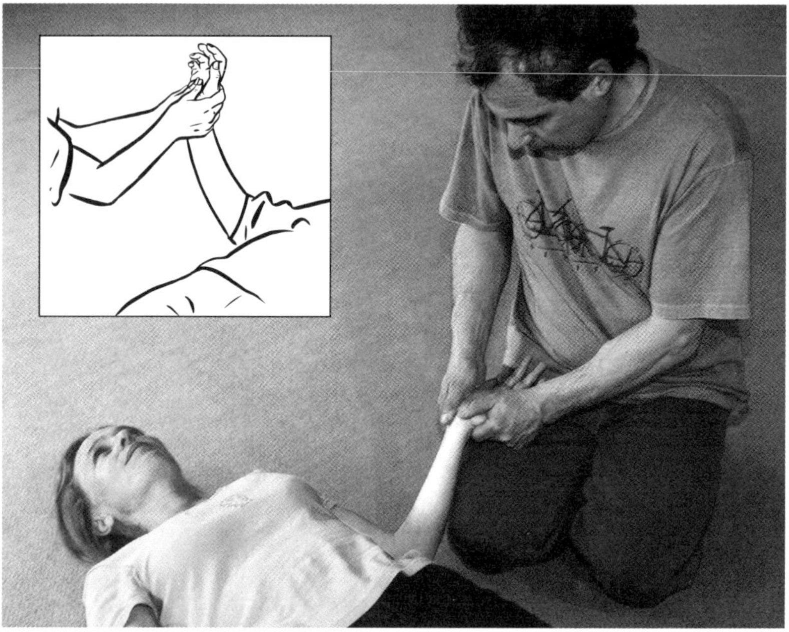

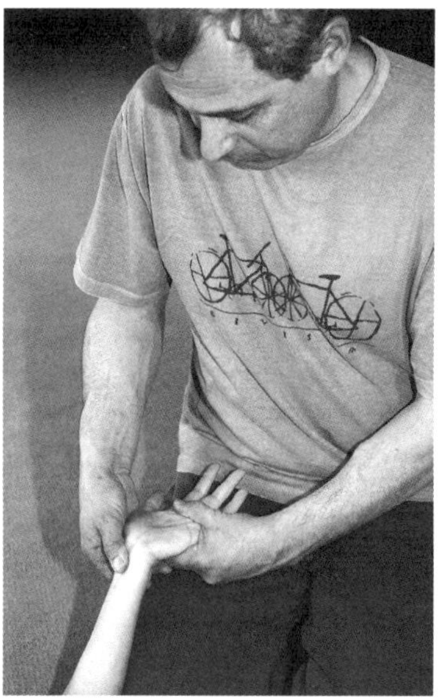

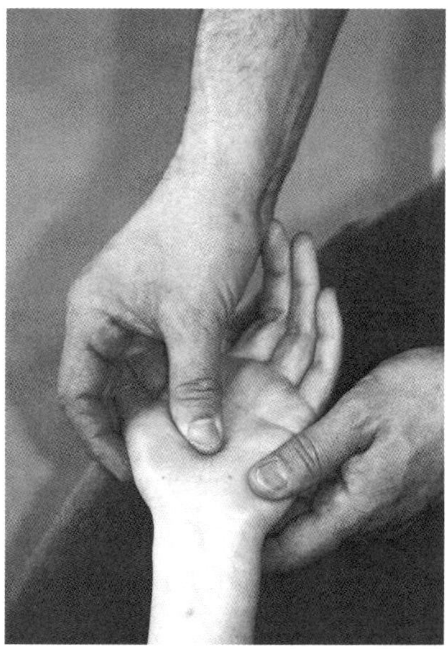

La main

Receveur

Vous êtes allongé sur le dos.

Donneur

Vous êtes à genoux sur le côté, proche de la hanche de votre partenaire.

Vous glissez vos mains sous la main de votre partenaire fléchie et commencer par masser la paume avec vos pouces, assez fermement.

Puis avec la pulpe de votre pouce, masser en petites pressions glissées l'articulation du poignet. Vous procurez une sensation inhabituelle particulièrement agréable.

À partir de ces quelques gestes de base vous pouvez naturellement en faire beaucoup plus[1] selon le temps dont vous disposer ou la gestion de votre séance.

Ainsi, vous pouvez vous glisser dans chaque creux, chaque pli ; mobilisez les doigts, masser les, un par un, étirer les délicatement entre pouce et index ; passez quelques instants sur le dos de la main, l'ouvrir encore en glissant vos doigts entre les doigts de votre partenaire, etc.

Toutes ses manœuvres s'enchaînent les unes aux autres, dans un rythme plutôt lent et régulier pour un effet calmant ou au contraire plus ferme et un chouïa plus rapide pour un effet stimulant.

Ce massage est particulièrement apaisant et donne une sensation d'ouverture exquise en toute sécurité, due aux nombreuses terminaisons sensitives qui se trouvent sur la main. Très efficace contre la position repliée et « poings fermés pour faire face coûte que coûte » au stress.

En outre, il assouplit considérablement la main, les doigts et toutes les nombreuses petites articulations.

1. In « Le Massage douceur » et « Le Massage minute ».

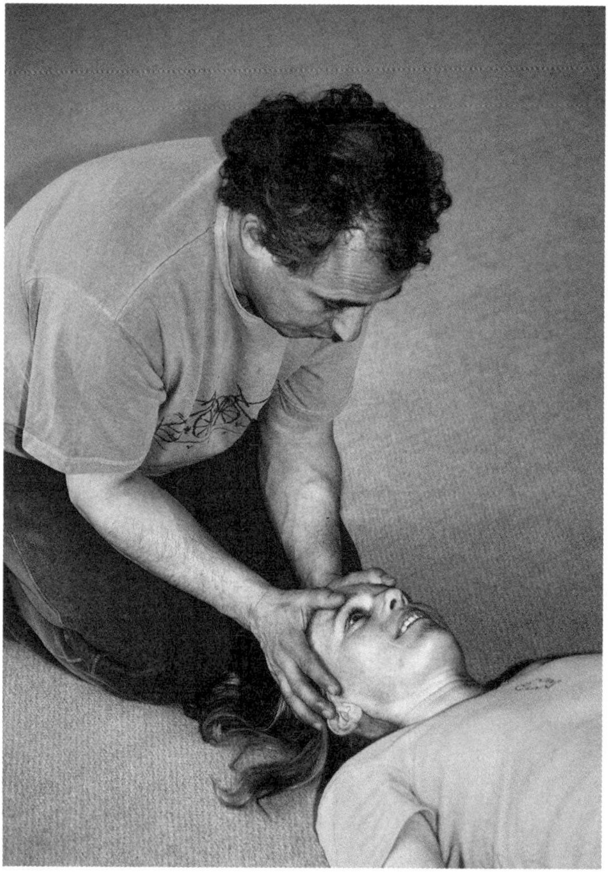

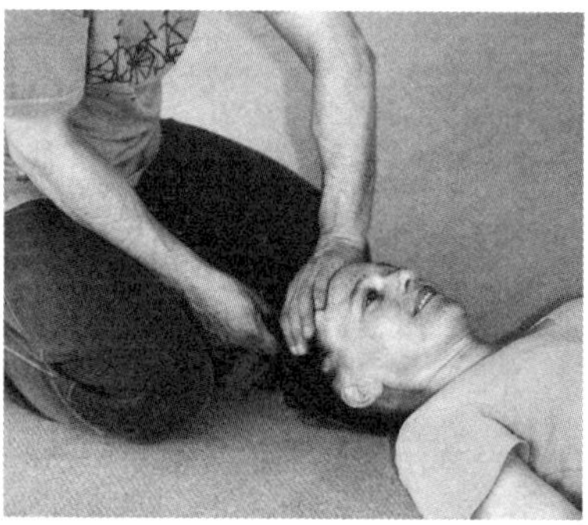

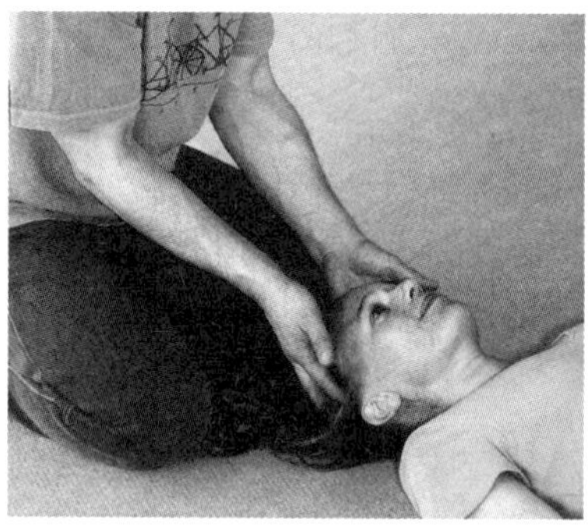

La tête

Receveur

Vous êtes allongé sur le dos.

Donneur

Vous êtes à genoux derrière la tête de votre partenaire.

Posez vos mains délicatement sur chaque côté du visage avec vos pouces sur le front. Glissez les lentement en lissant le front et une partie des joues.

Vous pouvez alors passer sous les oreilles, ramasser les cheveux en arrière en soulevant légèrement la tête et vous la reposez lentement. N'oubliez pas de « dégager » le point des soucis (masser le en « étoile » vers l'extérieur avec la pulpe de vos doigts) situé entre les deux sourcils et éventuellement faire relâcher délicatement la mâchoire inférieure de votre partenaire.

À ce moment vous aller vous intéresser à la tête proprement dite (crâne). Vos doigts vont pouvoir mobiliser, shampouiner, avec la pulpe tout le cuir chevelu, lentement, régulièrement. Les manœuvres, pressions plus fermes, se feront grâce au léger balancement du poids de votre corps.

Terminez par un effilage doux des cheveux, les doigts « en peigne », c'est exquis !

Pour le massage de la tête et du visage, intime et créatif par excellence, vous pouvez appliquer moult manœuvres et gestes agréables, et exprimer votre tempérament d'artiste mais il va falloir choisir. Cela dépendra du temps que vous souhaitez consacrer à cette partie du corps. Mais même, les deux à trois minutes des manœuvres présentées seront particulièrement appréciées par votre partenaire[1].

Les effets du massage de la tête et du visage sont étonnants. Une à deux minutes suffisent pour rajouter à la détente générale et à l'apaisement. On sent et on voit de façon objective de suite le visage plus lisse, plus neuf, défatigué, rajeunit.

1. Pour en savoir plus je vous renvoie aux ouvrages Le Massage douceur et Le Massage minute (Dangles).

QUATRIÈME PARTIE :

Planer…

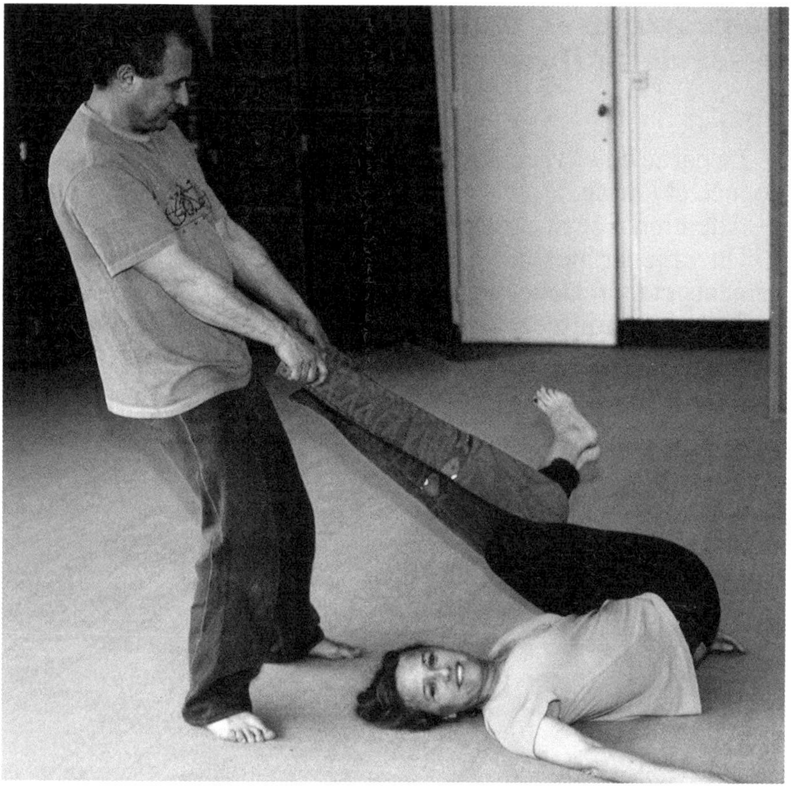

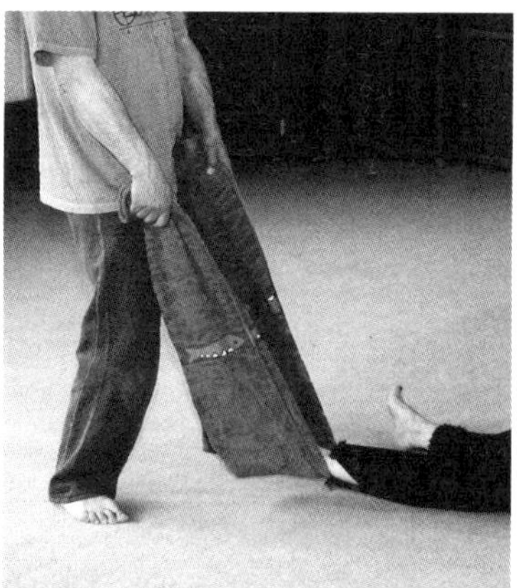

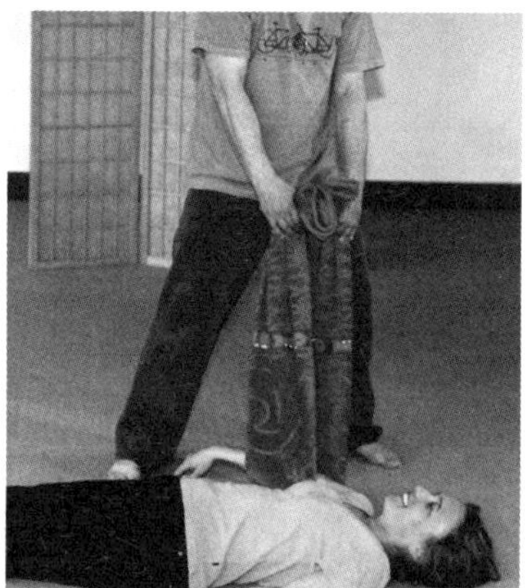

La relaxinésie, technique avec le foulard ou la serviette (bras et jambes en apesanteur).

La partie concernée doit être bien posée dans le foulard, abandonnée et lourde.

Attention à ce que le foulard ne glisse pas.

On va jouer ainsi avec la pesanteur en découvrant des mouvements et un relâchement très important.

Technique utilisée notamment avec les enfants, amusante, créative, étonnante.

Intéressante aussi à utiliser quand la personne ne lâche pas bien prise.

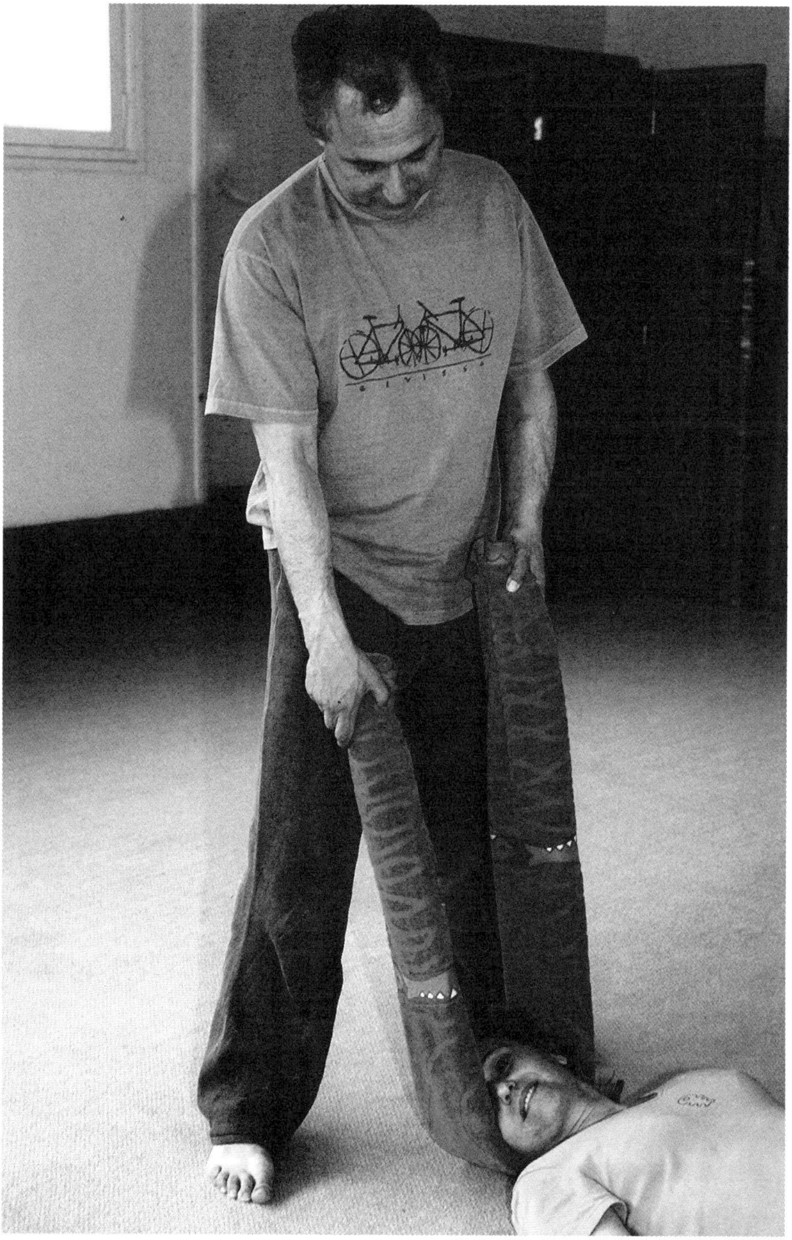

Le « diabolo-cou »

Le receveur

Vous êtes allongé sur le dos.

Le donneur

La tête et non le cou, repose sur le foulard ou sur une serviette assez longue. La tête sera soulevée de 2/3centimètres, pas plus, vous attendrez qu'elle repose, s'abandonne bien lourde dans le foulard.

Un bras monte et étire lentement le foulard dans l'axe, vers le haut. L'autre bras se contente de suivre le mouvement c'est-à-dire redescend. La tête roule alors dans le foulard pendant que les deux bras restent parallèles. Le mouvement se fait très lentement et progressivement dans un sens puis dans l'autre. Quatre à cinq aller et retour en allant progressivement plus loin suffisent.

Ce mouvement fait effectivement penser au diabolo (mais sans lancer la tête !).

Cette image est venue des enfants avec qui je pratiquais dans les écoles.

Ce mouvement étonnant, très agréable procure une grande détente du cou.

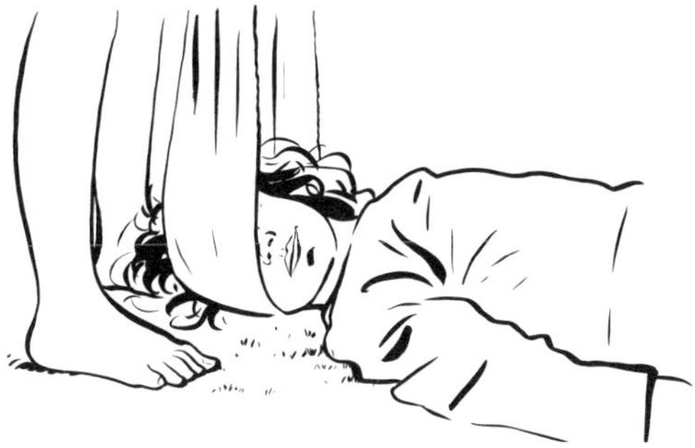

Cinquième partie :

Le stretch massage… un jeu d'enfants

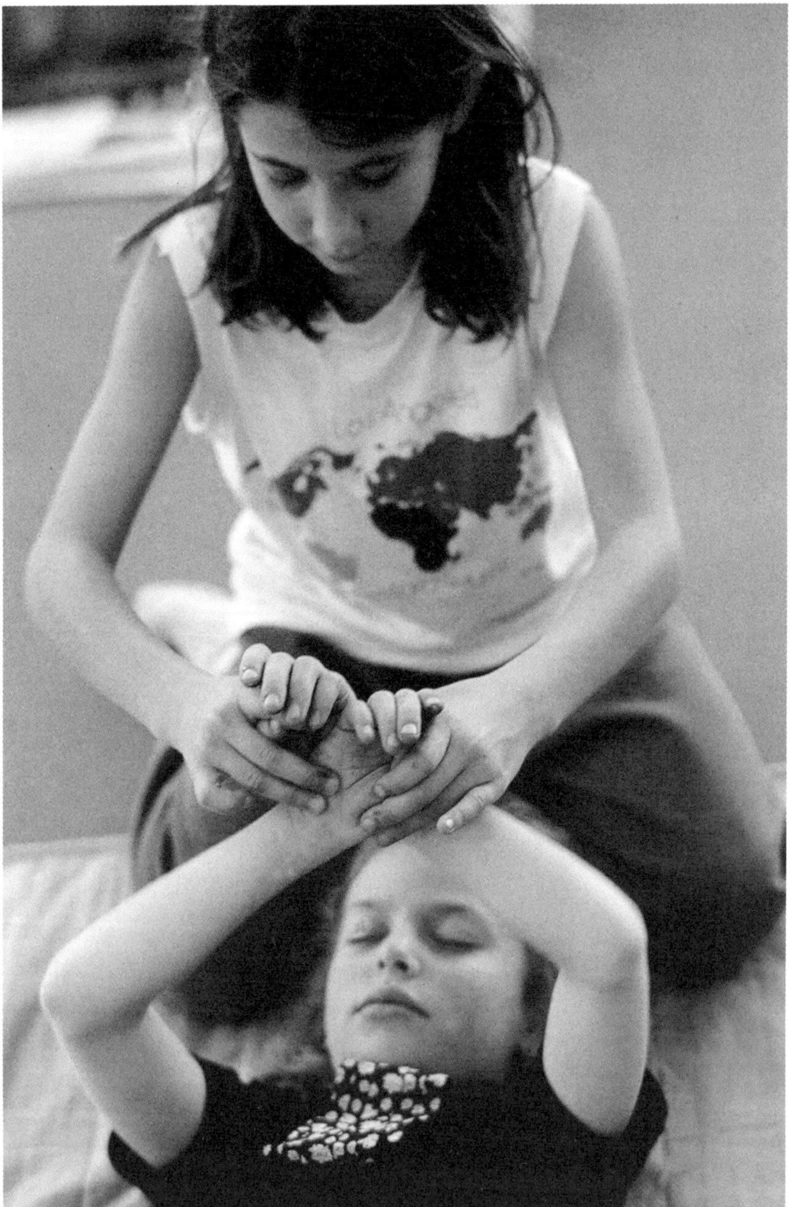

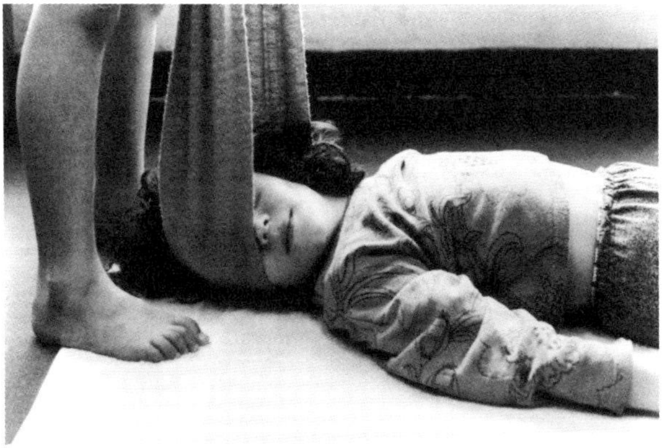

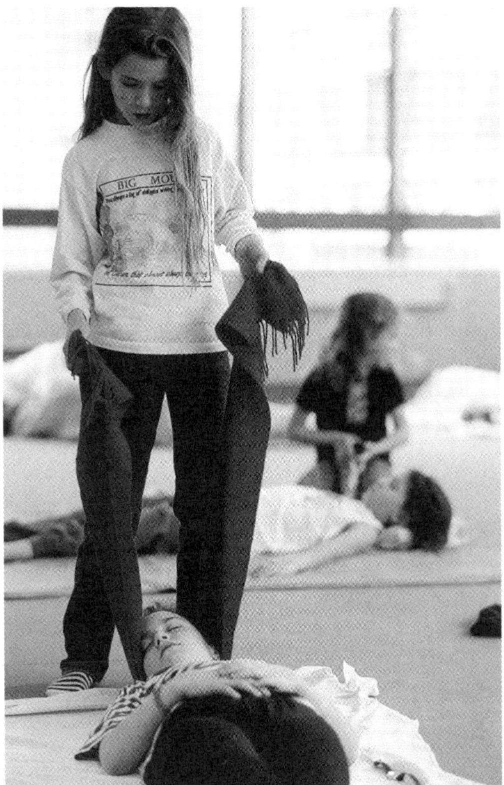

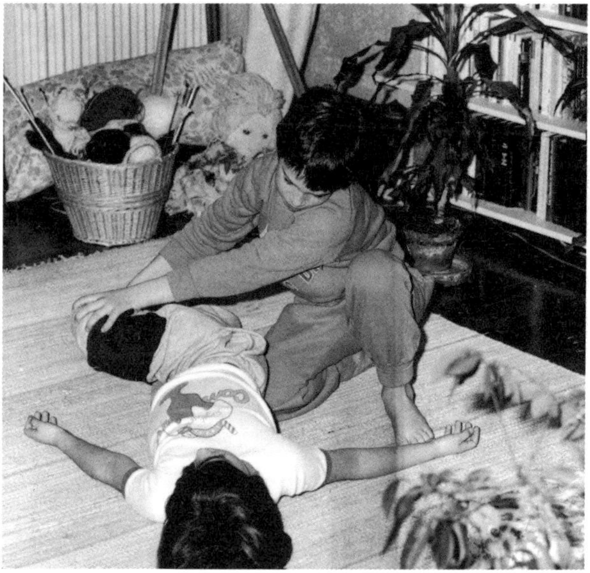

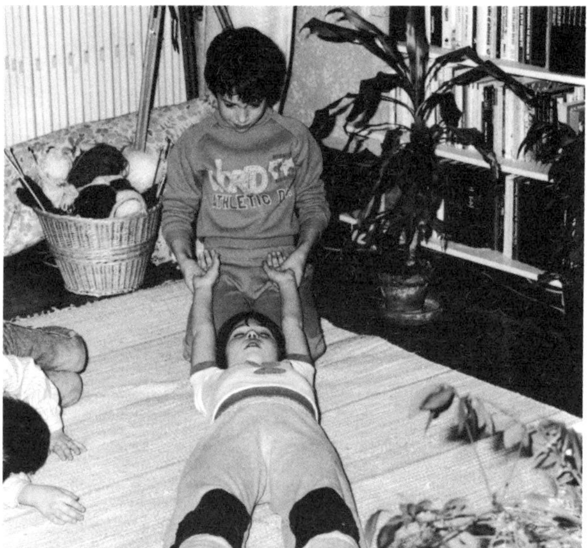

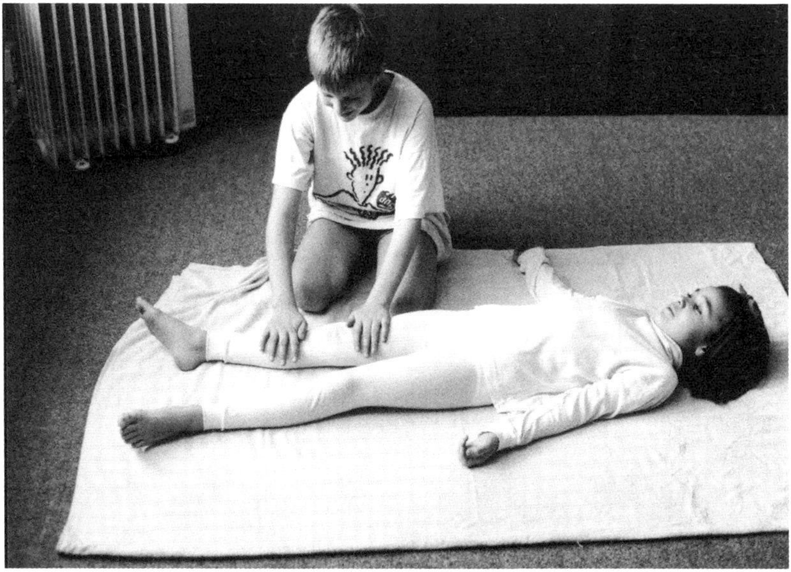

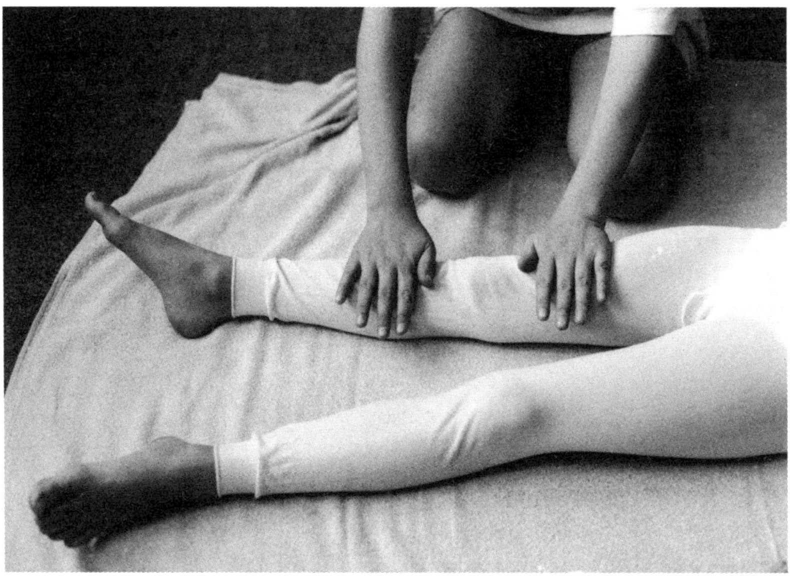

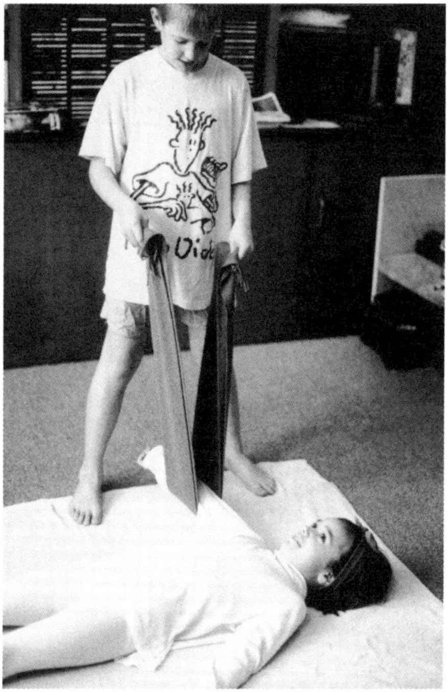

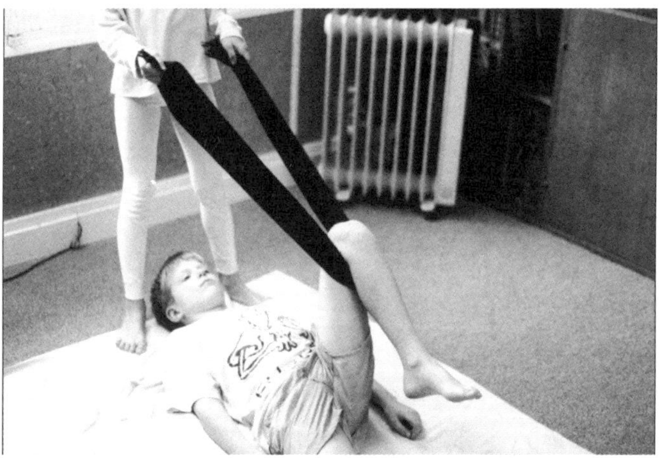

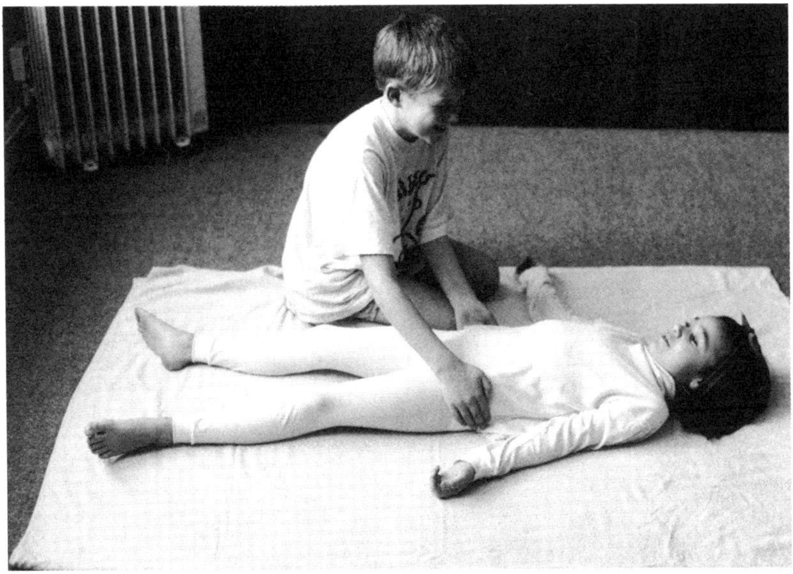

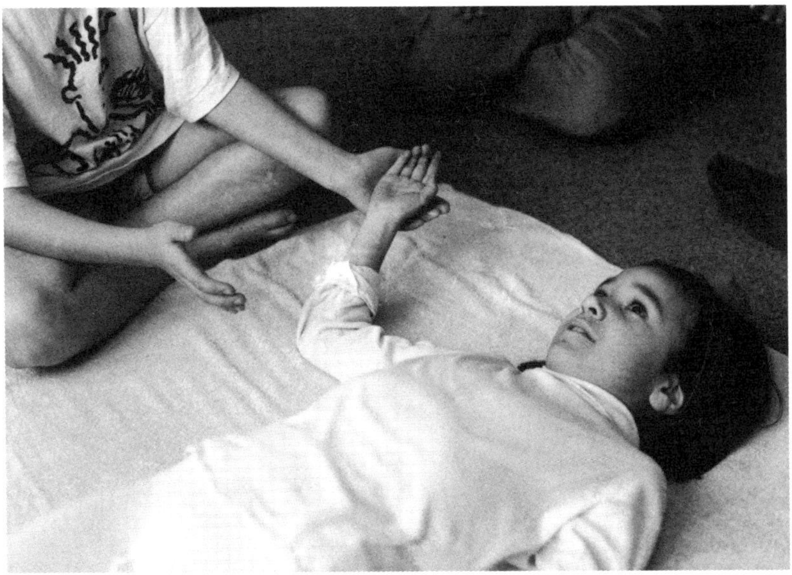

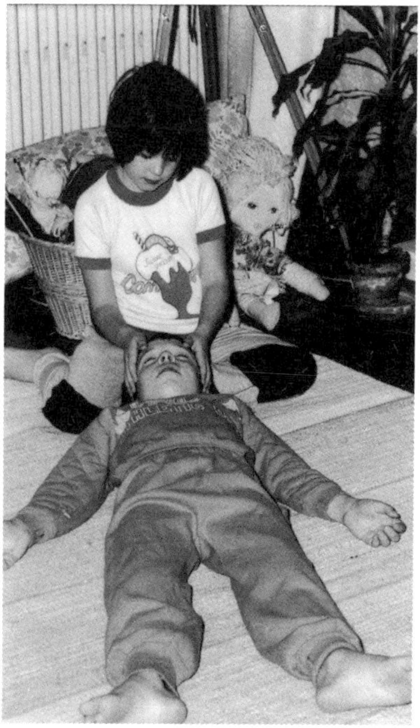

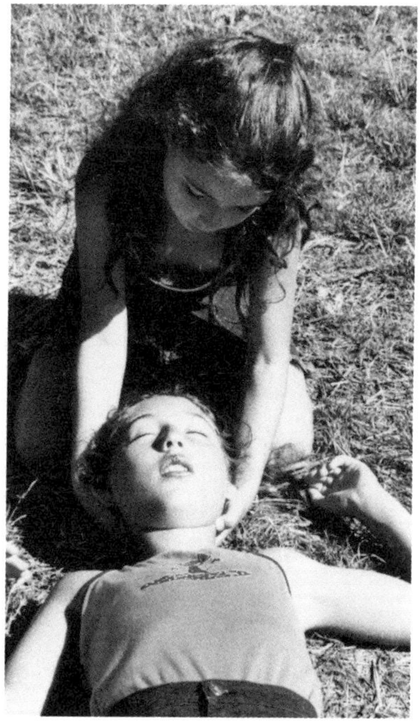

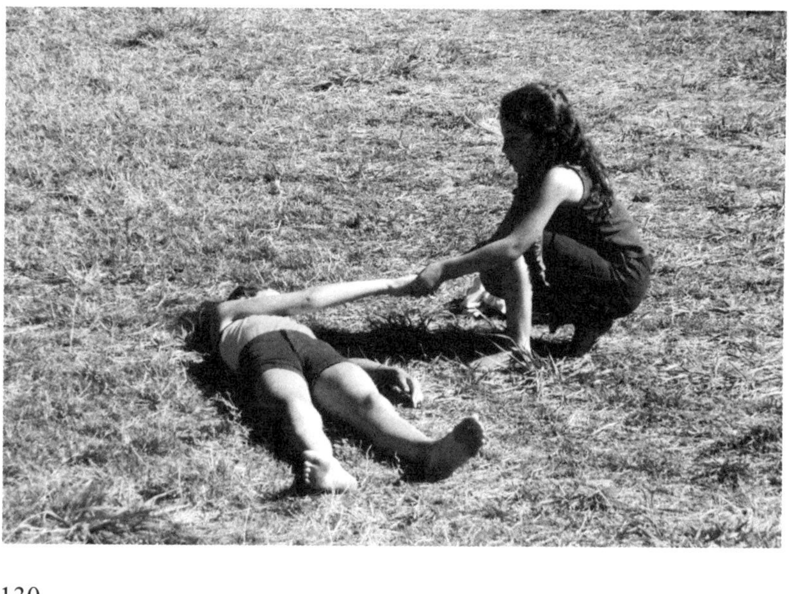

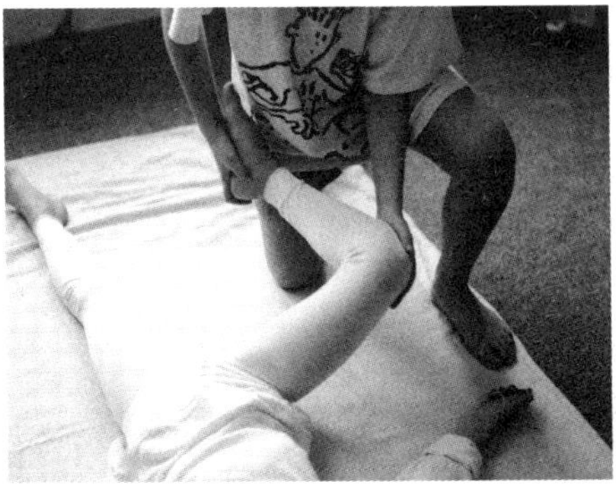

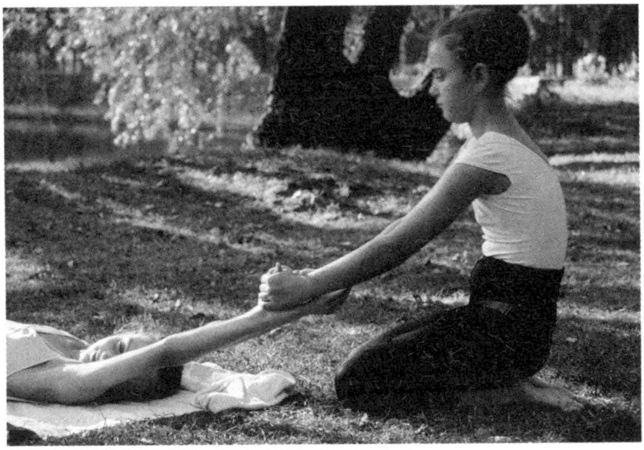

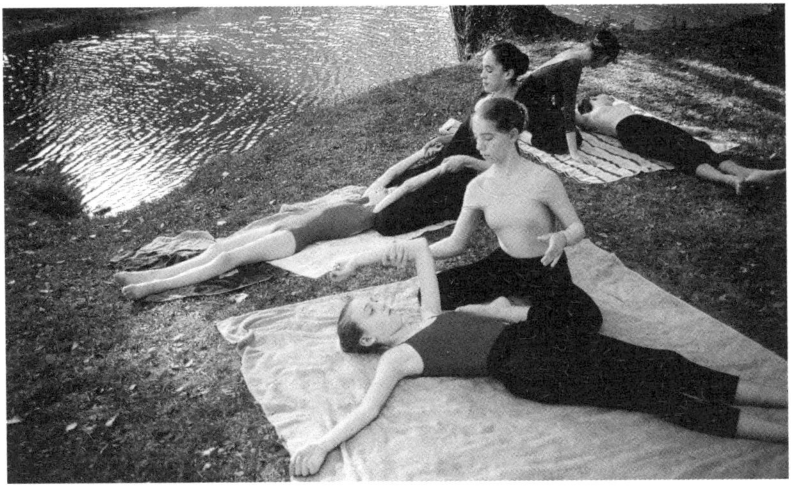

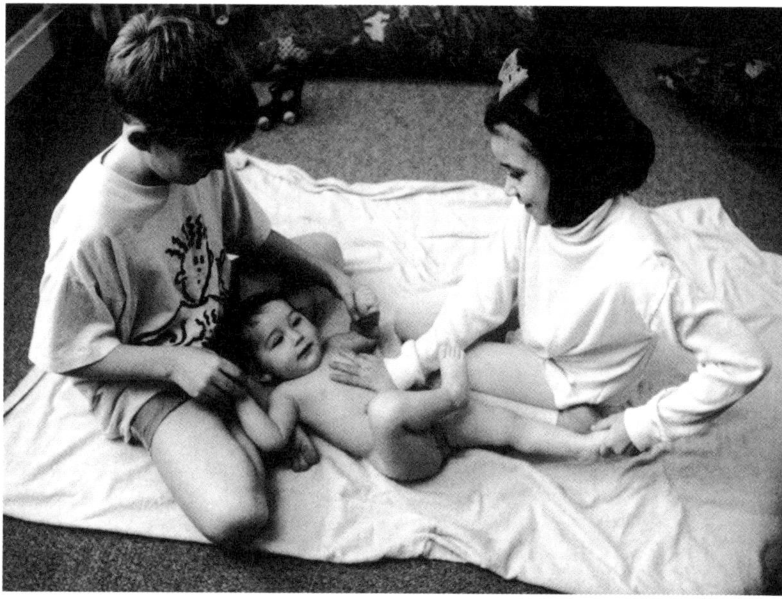

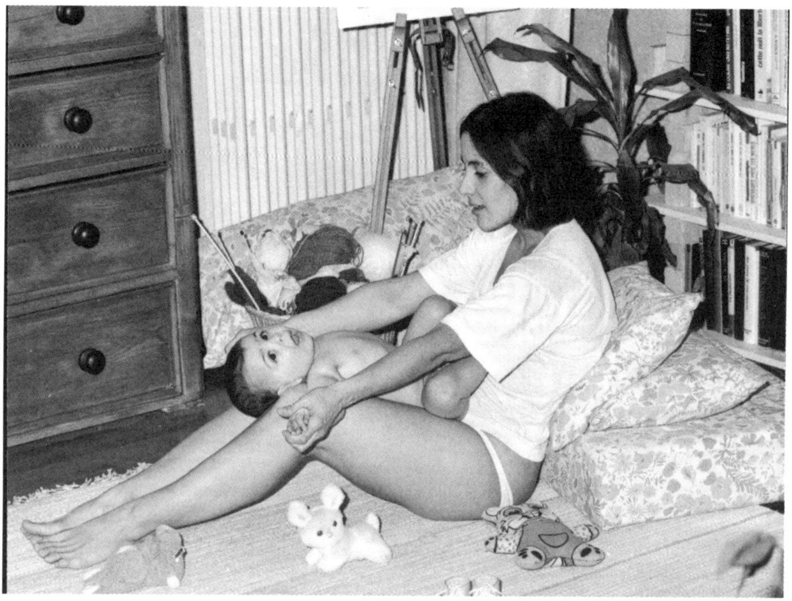

Table des matières

L'impression de cet ouvrage
a été réalisée par CLERC S.A.S.
18200 SAINT-AMAND-MONTROND (France)
Tél. : 02 48 61 71 71

pour le compte des Éditions DANGLES
18, rue Lavoisier – 45800 SAINT-JEAN-DE-BRAYE (France)

Dépôt légal Éditeur n° 1557 – Imprimeur n° 8824

Achevé d'imprimer en août 2004